Kohlhammer

Der Autor

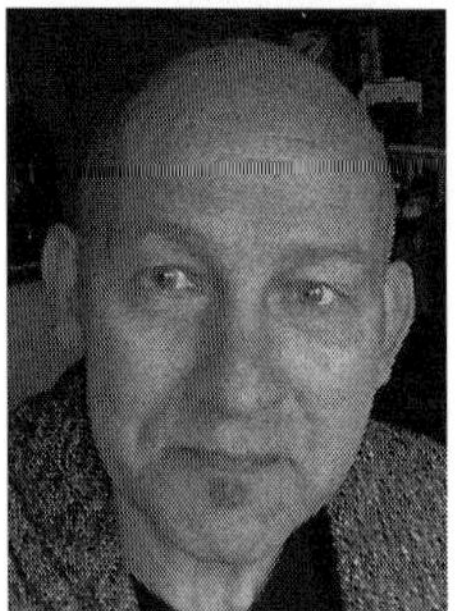

Dieter-Eckhard Genge, Ass. jur., zu den Schwerpunkten Arbeits- und Sozialrecht als freiberuflicher Dozent für die Aus- und Weiterbildung von Pflegekräften tätig, u. a. für C.A.R.E. Professionals e. G., Hannover, am Zentrum für Aus- und Weiterbildung in der Pflege, Hannover, an der Steinbeis-Hochschule, Berlin, am Kompetenzzentrum Caritas Borken in der Ausbildung für Pflegeberater und Casemanager.

Dieter-Eckhard Genge

Sozialrecht für die Pflege

Verlag W. Kohlhammer

1. Auflage 2021

Gesamtherstellung: W. Kohlhammer GmbH, Stuttgart

Print:
ISBN 978-3-17-038512-2

E-Book-Formate:
pdf: ISBN 978-3-17-038513-9
epub: ISBN 978-3-17-038514-6

Vorwort

Kenntnis, Bedeutung und Anwendung zentraler sozialleistungsrechtlicher Grundbegriffe und Bestimmungen, die hier im Überblick und jeweils fallbezogen dargestellt werden, sind mittlerweile für Leitungskräfte in der Pflege zu unverzichtbaren Begleitern im beruflichen Alltag geworden. Auch in den sich ergebenden neuen Berufsbildern des Gesundheitswesens wird die fachliche Kompetenz leitender Funktionsträger in rechtlichen Bereichen hinterfragt.

Die damit verbundenen höheren Anforderungen haben sich nicht zuletzt vor dem Hintergrund der längst noch nicht abgeschlossenen Reformen, die vor allem für umfangreiche Veränderungen im Recht der sozialen Pflegeversicherung verantwortlich waren, gewandelt.

Im pflegerischen Alltag sehen sich leitende Pflegekräfte daher mehr denn je mit sozialrechtlichen Problemen konfrontiert, die unmittelbar die Belange der ihnen anvertrauten Menschen berühren.

Zum einen werden Erweiterungen der Schlüsselkompetenzen, die weit über den ursprünglichen beruflichen Handlungsauftrag hinausgehen, bereits seit Jahren im Rahmen der *Pflegeberatung* offenbar. Diese hat sich mittlerweile als eigenständige fachliche Zusatzqualifikation ebenso etabliert wie die Ausbildung zum/ zur *Praxisanleiter(in)*. Auch hier sind Kenntnisse des Sozial- und Sozialversicherungsrechts unabdingbar geworden.

Zum anderen hat auch die zunehmende Spezialisierung von Pflegefachkräften, etwa im Rahmen der *palliativmedizinischen oder gerontopsychiatrischen* Weiterbildung dazu beigetragen, stärker als zuvor den Erwartungshorizont auf den Erwerb sozialrechtlichen Wissens auszurichten.

Die verantwortliche Pflegefachkraft hat in ihrer beruflichen Pflichtenstellung sowohl im ambulanten als auch im stationären Bereich nunmehr auch auf rechtlichem Terrain ein Stück weit zu bestehen. Denn ihr pflegerisches Handeln vollzieht sich oft vor einem sozialrechtlichen Hintergrund, der die Leistungsansprüche der Versicherten unmittelbar mit einbezieht. Ziel muss insoweit die bestmögliche Durchsetzung dieser Rechtsansprüche gegenüber den unterschiedlichen Sozialleistungsträgern sein.

Diese Einsicht sowie die evidente Tatsache, dass erfolgreiches Eintreten für die dringlichen Angelegenheiten gesundheitlich beeinträchtigter und oft auch sozial benachteiligter Menschen, denen Pflegekräfte im Rahmen der klassischen Altenpflege sowie der Krankenpflege begegnen, entscheidend vom Wissen über rechtliche Handlungsmöglichkeiten abhängt, gibt den angemessenen Rahmen für das *Sozialrecht in der Pflege* vor.

Ein erster Überblick über sozialleistungsrechtlich relevante Grundsätze und Leistungsarten soll dazu beitragen, Vertrautheit im Umgang mit unterschiedlichsten Anspruchsgrundlagen des Sozialrechts mit pflegerelevantem Bezug zu gewinnen.

Einen besonderen Schwerpunkt bilden daher zunächst grundlegende sozialrechtliche Fragestellungen, die aus jedweder pflegerischer Tätigkeit resultieren können. Hier wird in den einleitenden Kapiteln eins bis vier (▶ Kap. 1 bis ▶ Kap. 4) nicht nur die Bedeutung subjektiver Anspruchsberechtigungen und der hieraus erwachsenden sozialrechtlichen Konsequenzen in den wichtigsten pflegerischen Handlungsfeldern erklärt, sondern es werden darüber hinaus auch die unterschiedlichen Leistungsarten und Leistungsfunktionen hervorgehoben.

Darauf aufbauend wird in den Folgekapiteln auf die in der Praxis so bedeutsamen *Schnittstellen* zwischen den unterschiedlichen Sozialversicherungszweigen, wie sie etwa in den im Rahmen der Pflege so beherrschenden Bereichen der gesetzlichen Krankenversicherung (▶ Kap. 5) einerseits und der sozialen Pflegeversicherung (▶ Kap. 6 bis ▶ Kap. 10) andererseits auftreten können, hingewiesen. Gleiches gilt für die Abgrenzung von Leistungen innerhalb ein und desselben Leistungssystems. Diese Fragen werden beispielhaft bereits in den ersten Kapiteln angerissen und später im Rahmen der vertiefenden Darstellung einzelner relevanter Sozialrechtsbereiche präziser behandelt. In nahezu jedem Kapitel finden sich daher bereits Hinweise auf eine vertiefende Darstellung an unterer Stelle.

In diesem Zusammenhang wird auch immer wieder auf *Anspruchskonkurrenzen* und ihre rechtlich zutreffende Beurteilung hinzuweisen sein. Dies ist beispielsweise für die Klärung der Frage relevant, welche Sozialleistungsträger im Hinblick auf die Gewährung von Hilfsmitteln zugunsten der Versicherten zuständig sind.

Die Entscheidung, dabei Sozialleistungsrecht anhand von *Anspruchsgrundlagen* zu erläutern, folgt der didaktischen Erfahrung und Einsicht des Verfassers, dass sich so besonders praxisnah *Fallkonstellationen* vermitteln lassen, die sich den Lernenden am nachhaltigsten einprägen werden.

Konkrete Lebenssachverhalte werden hier einer rechtlichen Erörterung unterworfen, die denkbare Lösungen für Konfliktsituationen anbietet, um Betroffenen eine im Ergebnis sachgerechte Leistung über die einschlägig zuständigen Versicherungs- und Kostenträger auch tatsächlich zu verschaffen. Dabei geht es stets um die Frage, ob den Versicherten die behaupteten sozialrechtlichen Ansprüche überhaupt zustehen bzw. ob diese Aussicht haben, durchgesetzt zu werden.

Sowohl die Wiedergabe von Gesetzespassagen, die jeweils gesondert hervorgehoben werden, als auch der Hinweis auf Gesetze, die im Rahmen des Selbststudiums zur Vertiefung nachgelesen werden sollten, sind dabei zum besseren Nachvollziehen der Ausführungen hilfreich bzw. mitunter unerlässlich.

Dabei steht jedoch keineswegs Paragraphenwissen im Vordergrund, sehr wohl aber der Anspruch, in etwa zu wissen, »wo was steht«!

Demgegenüber finden verfahrensrechtliche Regelungen hier nur insoweit kurz Erwähnung, wo sie ausnahmsweise auch für die Pflegekraft in der Praxis von Bedeutung sein können. Dies betrifft etwa die Fragen nach der Einhaltung von Fristen, wie sie bei der Beantragung, aber auch der Erbringung von Sozialleistungen durch die angegangenen Kostenträger selbst erheblich werden können.

Die Ausführungen dieses Kompendiums erheben nicht den Anspruch der Vollständigkeit, sondern konzentrieren sich im Wesentlichen auf Schwerpunktthemen im Bereich der Pflege. Hier sollen sie der problembewusst handelnden Pflegekraft eine solide Orientierung bieten.

Dieter-Eckhard Genge, im Mai 2021

Inhalt

Piktogramme

	Hinweis		Merke
§	Gesetzestext		Fall/Beispiel

1 Zielsetzungen des Sozialleistungsrechts

Sozialleistungen verfolgen unterschiedliche Strategien, um soziale Gerechtigkeit und gleichberechtigte Teilhabe am Leben in der Gesellschaft zu verwirklichen und zu erhalten. Je nachdem, welcher Zweck hierbei angestrebt wird, lassen sich insoweit unterschiedliche Leistungsträger als verantwortliche Adressaten ausmachen. Sie unterliegen dabei einem aus den einzelnen Sozialgesetzen abzuleitenden Handlungsauftrag, der Betroffenen je nach Lebenssituation unterschiedliche Hilfen vermittelt.

Um den daraus resultierenden Herausforderungen gewachsen zu sein, bedarf es einer umfangreichen Absicherung durch die Sozialleistungssyteme. Nur auf diesem Weg ließen sich, so hat die Erfahrung gezeigt, in den vergangenen Jahrzehnten für eine Vielzahl von Menschen prekäre Lebensumstände praktisch bewältigen. In besonderer Weise trifft dies auf den Eintritt von *Pflegebedürftigkeit* zu, die für mittlerweile fast vier Millionen Menschen und deren Angehörigen zur alltäglichen Belastung geworden ist. Hier gilt es, einen täglich abzurufenden Bedarf an angemessen und zeitnah zu erbringenden pflegerischen und betreuerischen Versorgungsleistungen sicherzustellen.

Der Gesetzgeber ist insoweit aufgerufen, dieser permanenten Verpflichtung zu einer flächendeckenden, dabei jedoch stets wirtschaftlich anzubietenden pflegerischen und medizinischen Versorgung der Bevölkerung nachzukommen. Diese ergibt sich unmittelbar aus dem *Sozialstaatsprinzip* der innerstaatlichen Verfassung, dem Grundgesetz.

Art. 20 Abs. 1 Grundgesetz §

Die Bundesrepublik Deutschland ist ein demokratischer und ***sozialer*** *Bundesstaat.*

Dieser obersten Wertentscheidung der Verfassung sind auch die maßgeblichen Akteure des Gesundheitswesens unterworfen. In einfachgesetzlichen Bestimmungen, die dem Range nach unter der Verfassung stehen, wird dieser *Sicherstellungsauftrag*, wie er etwa von den Pflegekassen zu verantworten ist, konkretisiert:

§

§ 69 Abs. 1 Satz 1 Sozialgesetzbuch Elftes Buch

Die Pflegekassen haben im Rahmen ihrer Leistungsverpflichtung eine bedarfsgerechte und gleichmäßige, dem allgemein anerkannten Stand medizinisch-pflegerischer Erkenntnisse entsprechende Versorgung der Versicherten zu gewährleisten.

In Erfüllung dieses Sicherstellungsauftrages bieten insoweit die Pflegekassen gegenüber den von Pflegebedürftigkeit betroffenen Menschen die Gewähr, dass ambulante oder stationäre Pflegeleistungen nur durch fachlich kompetente und wirtschaftlich arbeitende Leistungsanbieter erbracht werden dürfen.

Unter dieser Bedingung wird die Berechtigung, für den Kreis der anspruchsberechtigten Versicherten pflegerische Leistungen auszuführen, durch den entsprechenden Abschluss von *Versorgungsverträgen* vermittelt. Diese kann allerdings im Falle von Leistungsstörungen, insbesondere bei Mängeln in der Pflege, eingeschränkt oder gar widerrufen werden.

§

§ 72 Abs. 1 Satz 1 Sozialgesetzbuch Elftes Buch

Die Pflegekassen dürfen ambulante und stationäre Pflege nur durch Pflegeeinrichtungen gewähren, mit denen ein Versorgungsvertrag besteht (zugelassene Pflegeeinrichtungen).

Mit dem als Folge des Gesundheitsversorgungsweiterentwicklungsgesetzes neu aufgenommenem § 72 Abs. 3 a SGB XI werden Pflegeeinrichtungen ab 1. September 2022 einen Versorgungsvertrag nur gegen den Nachweis tarifgerechter Bezahlung ihrer Pflegekräfte vermittelt bekommen. Mit dieser Legitimation zur Aufgabenerfüllung geht daher zugleich auch die Verpflichtung der Pflegeeinrichtungen und Pflegedienste einher, die pflegerischen Leistungen aus eigenem Vermögen beanstandungsfrei zu erbringen.

§

§ 112 Abs. 1 Satz 1 Sozialgesetzbuch Elftes Buch

Die Träger der Pflegeeinrichtungen bleiben unbeschadet des Sicherstellungsauftrages der Pflegekassen (§ 69) für die Qualität der Leistungen ihrer Einrichtungen einschließlich der Sicherung und Weiterentwicklung der Pflegequalität verantwortlich.

Diese sogenannte *Qualitätsverantwortung* des einzelnen Leistungsanbieters bzw. -erbringers stellt somit spiegelbildlich das Gegenstück zum Sicherstellungsauftrag der Kosten- bzw. Versicherungsträger dar. Letztere überwachen die Einhaltung der Qualität der erbrachten Leistungen durch dazu eigens entwickelte Maßstäbe und Grundsätze, die zum Schutz der Pflegebedürftigen entwickelt worden sind (vgl. a. *§ 113* Abs. 1 *SGB XI*).

Jüngste Beispiele für eine Neuausrichtung dieser Qualitätsstandards lassen sich etwa in den Regelungen zur *Personalbemessung* in Pflegeeinrichtungen (vgl. a. *§ 113 c Abs. 1 SGB XI*) sowie zur Erhebung und Übermittlung von *indikatorengestützten Daten* zur vergleichenden Messung und Darstellung von Ergebnisqualität in vollstationären Pflegeeinrichtungen finden (vgl. a. *§ 114 b SGB XI*). Näheres hierzu wird unten in *Kapitel 10* erläutert (► Kap. 10).

1.1 Sozialgesetzgebung als dynamischer Prozess

Die Berücksichtigung neuer Lebenssachverhalte, die regelmäßig auf gesamtgesellschaftlichen Veränderungen, etwa der demoskopischen Entwicklung der Bevölkerung, beruhen, geben der gesetzgebenden Gewalt mannigfaltig Veranlassung, auf die daraus erwachsenden Anspruchserwartungen der Menschen zu reagieren.

Die Normen des Sozialgesetzbuchs Erstes Buch – SGB I – geben insoweit als allgemeine Bestimmungen den den Staat verpflichtenden Rahmen bei der Ausgestaltung von Sozialleistungen vor.

§ 1 Abs. 1 Satz 1 Sozialgesetzbuch Erstes Buch

Das Recht des Sozialgesetzbuchs soll zur Verwirklichung sozialer Gerechtigkeit und sozialer Sicherheit Sozialleistungen einschließlich sozialer und erzieherischer Hilfen gestalten.

§

Im Sozialleistungsrecht hat sich dieser Gestaltungsauftrag vor allem auf die Absicherung eines weiteren *sozial typischen Risikos* erstreckt: der deutlich höheren finanziellen Belastung als unmittelbare Folge des erstmaligen Auftretens von Pflegebedürftigkeit.

Dieses Risiko ist für Betroffene und deren Angehörige seit zweieinhalb Jahrzehnten mit Etablierung der sogenannten *sozialen Pflegeversicherung* ein Stück weit versicherbar geworden.

Diese wurde seinerzeit stufenweise eingeführt, zunächst im ambulanten Bereich ab Anfang 1995 und wenig später im stationären Bereich zur Mitte des Jahres 1996.

Mit ihr hat der Gesetzgeber dem hierzulande sich bereits damals abzeichnenden, gehäuften Auftreten von Pflegebedürftigkeit quer durch alle Altersstufen Rechnung getragen. Im Laufe der Zeit erfuhr dieser neue, fünfte Zweig der deutschen Sozialversicherung mehrfach Korrekturen. Hierfür stehen vor allem die jüngsten Reformgesetze Pate, die die soziale Pflegeversicherung grundlegend verändert haben. In diesem Zusammenhang haben die insgesamt drei *Pflegestärkungsgesetze* der Jahre *2015 bis 2017* zusammen mit dem *Pflegepersonalstärkungsgesetz* des Jahres *2019* einen *Paradigmenwechsel* eingeleitet:

Zeitgleich mit der Abkehr vom alten System der *Pflegestufen* und der Hinwendung zu so genannten *Pflegegraden* wurde die Etablierung eines neuen, *ressourcenorientierten Pflegebedürftigkeitsbegriffs* verfestigt. Dieser soll seither unter Anwendung eines *Neuen Begutachtungsassessments* dazu beitragen, ein höheres Maß an Begutachtungsgerechtigkeit zu erzielen.

Vorgesehen ist zudem auch die Hinwendung zu einer angemesseneren Vergütung von Pflegekräften an bundesdeutschen Krankenhäusern und Kliniken sowie in den vollstationären Pflegeeinrichtungen.

Darüber hinaus tragen aber auch die Rechtsprechung der Sozialgerichte, insbesondere die des Bundessozialgerichts und nicht zuletzt auch Anregungen und Widerstände aus der Mitte der Gesellschaft dazu bei, sozialrechtliche Problemstellungen neu zu bewerten. Dies geschieht nicht selten aus einem gehäuften persönlichen Betroffensein heraus. So wurde etwa die Finanzierung der Heimkosten durch Angehörige zu einem Thema von nach geradezu öffentlichem Interesse, das den Gesetzgeber nach Jahren des Zuwartens zur konkfliktbezogenen Problemlösung förmlich nötigte:

Mit Inkrafttreten des sogenannten *Pflegeangehörigenentlastungsgesetzes* seit Anfang *2020* regelt eine angehobene *Belastungsgrenze* die Frage der Zumutbarkeit der Belastung von grundsätzlich unterhaltsverpflichteten Angehörigen für die Kosten eines Aufenthalts in vollstationären Pflegeeinrichtungen weitgehend neu.

Schließlich hat die sich seit dem Frühjahr 2020 auch in Deutschland ausbreitende Coronapandemie den Gesetzgeber zu gesetzgeberischen Korrekturen gezwungen. Mit den *§§ 147 bis 152 SGB XI* hat er die Tür offen gehalten für Maßnahmen zur Aufrechterhaltung der pflegerischen Versorgung während der durch das neuartige Coronavirus SARS-CoV-2 verursachten Pandemie. Diese betreffen vor allem Verfahrensfragen zur Feststellung der Pflegebedürftigkeit als solcher, die Sicherstellung der pflegerischen Versorgung sowie die vorbehaltene Option einer Verlängerung dieser Maßnahmen durch den Erlass einschlägiger Verordnungen.

1.2 Gegliedertes System des Sozialleistungsrechts

Im Bereich der Pflege kommen von insgesamt vier unterschiedlichen Sachbereichen vor allem der *sozialen Vorsorge* in Gestalt der deutschen Sozialversicherung und der *Grundsicherung* eine überragende Rolle zu. Diese sollen daher kurz vorab näher erläutert werden.

2 Der Sachbereich der Sozialversicherung

Anliegen dieses Sachbereichs ist es, vorrangig die abhängig beschäftigten Arbeitnehmer*innen im Hinblick auf die Bewahrung ihrer Erwerbsfähigkeit zu schützen. Letztere ist ein Erwerbsleben lang durch so genannte *sozial typische Risiken*, die mit der Erwerbstätigkeit als solcher in engem Zusammenhang stehen, bedroht. Sofern sich diese Wechselfälle des täglichen Lebens im Einzelfall verwirklichen, sollen die Leistungen, insbesondere die finanziellen Zuwendungen der einschlägig zuständigen Träger der Sozialversicherung, die Betroffenen dazu befähigen, ihren durch die Beschäftigung einmal bereits erlangten Lebensstandard weitgehend aufrechtzuerhalten.

Im Vordergrund steht hier die vom Gesetzgeber unterstützte und gesellschaftlich erwartete Statussicherung bei Eintritt von voraussagbaren Schicksalsschlägen, gegenüber denen der Personengruppe der abhängig Beschäftigten eine entsprechende Vorsorge möglich und zumutbar ist. Insoweit wird daher auch von *sozialer Vorsorge* gesprochen. Diese wird durch *Beitragszahlungen* bewirkt und löst bei Eintritt bestimmter Risiken unterschiedliche Leistungen der deutschen Sozialversicherung aus.

2.1 Die versicherbaren Risiken

Welche Leistungen im Einzelfall ausgeführt werden, hängt demnach von der Feststellung des *tatsächlichen Eintritts* eines der nachfolgend benannten *Versicherungsfälle* ab:

- Eintritt und Bejahung von *Krankheit*
- Eintritt von *Arbeitslosigkeit*
- Eintritt vorzeitiger krankheits- und/oder unfallbedingter *Minderung der Erwerbsfähigkeit* vor Erreichen der Regelaltersgrenze oder *Tod unter Zurücklassung unterhaltsberechtigter naher Angehöriger*
- Feststellung eines *Arbeitsunfalls* oder einer *Berufskrankheit*
- Eintritt bzw. Feststellung von *Pflegebedürftigkeit*

Die Sozialversicherung bewertet diese fünf Versicherungsfälle als sozial typische Risiken, vor deren Eintritt sie die einzelne Person streng genommen zwar nicht bewahren kann, wohl aber vor deren negativen wirtschaftlichen

Folgen, die diese bei ihrem Auftreten ansonsten auslösten. Aus dieser, wenn auch begrenzten Kalkulierbarkeit eben jener typischen Wechselfälle des Lebens, leitet die Sozialversicherung in weiten Teilen eine verpflichtende Mitgliedschaft aller abhängig Beschäftigten als gesetzlich versicherte Personengruppe ab. Man spricht hier vom *Prinzip der Pflichtversicherung.*

Der Schutz dieser sozialen Vorsorgesysteme wird allerdings nur derjenigen betroffenen Person gewährt, die die rechtlichen Voraussetzungen nachweisen kann, die für die einschlägigen fünf relevanten Zweige der Sozialversicherung in den jeweiligen Sozialgesetzbüchern im Hinblick auf die Inanspruchnahme von Leistungen gesondert benannt sind.

Die bloße Behauptung, Vermutung oder Erwartungshaltung einer versicherten Person, dass ein Leistungen begründender Versicherungsfall vorläge, belegt für sich allein noch keine Leistungsansprüche gegenüber dem angegangenen Sozialversicherungsträger.

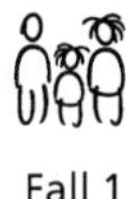

Fall 1

Versicherter Victor, ein leidlich agiler Endsiebziger, fühlt sich zunehmend schwächer. Da er mittlerweile allein lebt, stellt er auf Anraten seiner Bekannten Bettina nach einigem Zögern erstmals einen Antrag auf Leistungen der Pflegeversicherung bei der für ihn zuständigen Pflegekasse. Wie Bettina möchte er fortan zumindest teilweise, wie er sich ausdrückt, von einem ambulanten Pflegedienst versorgt werden. Das habe er sich nun gewissermaßen verdient. Schließlich habe er wie seine Bekannte über viele Jahre seines Erwerbslebens und auch als Rentner unter anderem Beiträge zur neuen sozialen Pflegeversicherung geleistet.

In der Mehrzahl der Fälle werden Versicherte, wie hier geschildert, auf zumeist noch vager eigener Einschätzung einen Antrag auf Leistungen der sozialen Pflegeversicherung bei der für sie zuständigen Pflegekasse stellen.

Bereits die erstmalige Antragstellung löst einen Anspruch der versicherten Person auf *Pflegeberatung*, die denkbare Leistungen im Sinne des *§ 7 a Abs. 1 Satz 1 SGB XI* umfasst, unmittelbar nach deren Eingang bei der Pflegekasse aus. Dem ist auch spätestens innerhalb von zwei Wochen zu entsprechen (vgl. a. *§ 7 b Abs. 1 Satz 1 SGB XI*).

Dies ist bemerkenswert, da die antragstellende Person in diesem frühesten Stadium noch gar nicht mit Sicherheit davon ausgehen kann, ob tatsächlich in der Folgezeit durch die Gutachter bzw. Gutachterinnen des *Medizinischen Dienstes der Krankenversicherung* (MDK) Pflegebedürftigkeit festgestellt werden wird.

Denn ob der *Versicherungsfall »Pflegebedürftigkeit«* tatsächlich bejaht werden kann und damit eine *Leistungsverpflichtung der Pflegekassen* als Kostenträger zu begründen vermag, bleibt der Einschätzungsprärogative[1] der oben genannten Gutachter gerade vorbehalten! Deren Entscheidung jedoch wird dem Antragsteller regelmäßig erst später bekanntgegeben werden.

1 Vorrecht des Gesetzgebers über die Erforderlichkeit einer gesetzlichen Regelung zu entscheiden.

Victor in Fall 1 kann somit keineswegs blind darauf vertrauen, dass er ebenso wie seine Bekannte Leistungen der Pflegeversicherung erhalten wird. Dies hängt davon, ob er nach den Prüfkriterien des neuen Begutachtungsassessments, wie es sich seit Anfang 2017 verpflichtend und bindend für die Begutachtungssituation ergibt, in einen der fünf neu konzipierten Pflegegrade eingestuft werden wird. Unabhängig vom Ausgang und Ergebnis der Begutachtung, d. h. vom Eintritt des Versicherungsfalls, besitzt er aber bereits einen Anspruch auf Pflegeberatung!

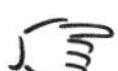

Ausführlicheres hierzu, etwa zu den Fragen, innerhalb welcher Zeit nach Antragstellung die Begutachtung als solche und die sich daran anschließende Mitteilung des Begutachtungsergebnisses (= Erteilung des Bescheids der Pflegekasse) zu erfolgen hat, wird unten erörtert (► Kap. 6).

In *Kapitel 7* werden darüber hinaus die mittlerweile erheblich veränderten und zum Teil neu eingeführten einzelnen Leistungssegmente der sozialen Pflegeversicherung ausführlich fallbezogen dargestellt und diskutiert (► Kap. 7).

2.2 Bedeutung für Pflegepersonen

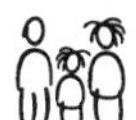

Fall 2

Pflegeberaterin Paula begegnet im Rahmen ihrer beruflichen Praxis der Tochter der pflegebedürftigen Versicherten Verena, die den Wunsch geäußert hat, in der Häuslichkeit weiterhin leben zu wollen, um dort von ihr gepflegt zu werden. Tochter Tanja weiß um diese Erwartungshaltung der Mutter und bekundet auch grundsätzliche Pflegebereitschaft. Sie betont allerdings, dass ihr die Entscheidung, ihr Leben und auch ihre berufliche Situation zugunsten der Pflege ihrer Mutter neu zu ordnen, leichter fiele, wenn sie sich dabei auf gewisse »Sicherheiten« verlassen könnte. Besonders belastet Tanja, dass sie, vorausgesetzt, sie gäbe ihre berufliche Position im Einvernehmen mit dem Arbeitgeber aus Anlass der Pflege auf, später womöglich nicht mehr in ihren vormaligen beruflichen Wirkungskreis zurückkehren könnte und unter Umständen sogar für eine Weile ohne Beschäftigung bleiben würde. Sie wisse nicht, was dann noch aus ihr werden sollte.

Der klassische Sachbereich der Sozialversicherung gewährt, wie bereits weiter oben angedeutet, in erster Linie einen finanziellen Ausgleich für Einbußen, um die die Versicherten treffenden Belastungen in Grenzen zu halten. Insoweit haben die materiellen Leistungen der Sozialversicherung überwiegend ausgleichenden Charakter.

Diese können sich aus fünf unterschiedlichen Versicherungszweigen ergeben. Es handelt sich insofern, entsprechend den bereits erwähnten versicherten Risiken, um die Leistungen der:

- Gesetzlichen Arbeitslosenversicherung, geregelt im Sozialgesetzbuch Drittes Buch (SGB III)
- Gesetzlichen Krankenversicherung, geregelt im Sozialgesetzbuch Fünftes Buch (SGB V)
- Gesetzlichen Rentenversicherung, geregelt im Sozialgesetzbuch Sechstes Buch (SGB VI)
- Gesetzlichen Unfallversicherung, geregelt im Sozialgesetzbuch Siebtes Buch (SGB VII)
- Sozialen Pflegeversicherung, geregelt im Sozialgesetzbuch Elftes Buch (SGB XI)

Diese gewähren jedoch eine Absicherung nicht nur aus Anlass der beruflichen Tätigkeit, sondern auch, wenn darüber hinaus eine Pflegetätigkeit durch pflegende, in der Regel berufstätige Angehörige übernommen wird. Auf diesem Wege möchte der Gesetzgeber die zumeist aufopfernde Pflegebereitschaft der so genannten Pflegepersonen besonders fördern bzw. wertschätzen.

Unter bestimmten Voraussetzungen erhalten daher auch sogenannte Pflegepersonen Zugang zu bestimmten Leistungen der Sozialversicherung:

2.2.1 Zugang zur Rentenversicherung

Denn nicht nur aus ihrer aktuellen beruflichen Tätigkeit, sondern auch aus der Pflegetätigkeit selbst können pflegende Angehörige rentensteigernde Anwartschaften sowie Entgeltpunkte im Hinblick auf ihre spätere gesetzliche Altersrente erwerben:

§

§ 19 Sozialgesetzbuch Elftes Buch

Pflegepersonen im Sinne dieses Buches sind Personen, die nicht erwerbsmäßig einen Pflegebedürfigen im Sinne des § 14 in seiner häuslichen Umgebung pflegen. Leistungen zur sozialen Sicherung nach § 44 erhält eine Pflegeperson nur dann, wenn sie eine oder mehrere pflegebedürftige Personen wenigstens zehn Stunden wöchentlich, verteilt auf regelmäßig mindestens zwei Tage in der Woche pflegt.

Pflegeberaterin Paula wird Tanja in Fall 2 darüber aufklären, dass sie, sofern sie die Voraussetzungen als Pflegeperson erfüllt, nicht nur über ihre laufende berufliche Tätigkeit, sondern auch durch die Pflegetätigkeit eine zusätzliche soziale Absicherung erfahren kann, sofern sie Folgendes beachtet:

§

§ 44 Abs. 1 Satz 1 Sozialgesetzbuch Elftes Buch

Zur Verbesserung der sozialen Sicherung der Pflegepersonen im Sinne des § 19, die einen Pflegebedürftigen mit mindestens Pflegegrad 2 pflegen, entrichten die

Pflegekassen [...] Beiträge [...] an den zuständigen Träger der gesetzlichen Rentenversicherung, wenn die Pflegeperson regelmäßig nicht mehr als 30 Stunden wöchentlich erwerbstätig ist.

Sofern kein akuter Anlass dazu besteht, wird Tanja in Fall 2 ihre berufliche Tätigkeit daher keinesfalls zur Gänze aufgeben müssen. Paula wird ihr jedoch dazu raten, ihre berufliche Tätigkeit auf wenigstens 30 Wochenstunden oder darunter zu reduzieren. Gelingt es ihr, auf diese Weise den gesetzlich höchst zulässigen Durchschnitt an Wochenarbeitszeit einzuhalten, würde sie Rentenanwartschaften sowohl aus ihrer beruflichen Tätigkeit als auch aus der Übernahme der Pflegetätigkeit für ihre pflegebedürftige Mutter erwerben können.

Aber auch wenn sie die berufliche Tätigkeit zur Gänze eines Tages aufgeben müsste, erhielte sie immerhin die entsprechenden Rentenanwartschaften bzw. Entgeltpunkte über die monatlichen Beitragszahlungen, die die Pflegekasse ihrer Mutter an den für Tanja zuständigen Rentenversicherungsträger in Anerkennung ihrer Pflegetätigkeit abführt.

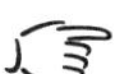

Näheres über die Berechnung der Höhe der Rentenversicherungsbeiträge für Pflegepersonen findet sich in den Ausführungen unten (▸ Kap. 7.9.3).

2.2.2 Zugang zur Arbeitslosenversicherung

Darüber hinaus sind pflegende Angehörige seit Inkrafttreten der *Zweiten Stufe des Pflegestärkungsgesetzes* auch gegen das Risiko des Eintritts von Arbeitslosigkeit abgesichert. Diese brachte eine entsprechende Erweiterung der sozialversicherungsrechtlichen Absicherung für Pflegepersonen durch die Schaffung einer neu eingefügten Vorschrift:

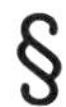

§ 44 Abs. 2a Satz 1 Sozialgesetzbuch Elftes Buch

Während der pflegerischen Tätigkeit sind Pflegepersonen im Sinne des § 19, die einen Pflegebedürftigen mit mindestens Pflegegrad 2 pflegen, nach Maßgabe des § 26 Absatz 2 b des Dritten Buches nach dem Recht der Arbeitsförderung versichert.

Aufgrund dieser Verweisung wird Tanja aus Fall 2 unter bestimmten Voraussetzungen als Pflegeperson daher auch in das Leistungssystem der Arbeitsförderung mit einbezogen.

§

§ 26 Abs. 2b Satz 1 Sozialgesetzbuch Drittes Buch

Versicherungspflichtig sind Personen in der Zeit, in der sie als Pflegeperson einen Pflegebedürftigen mit mindestens Pflegegrad 2 [...] nicht erwerbsmäßig [...] pflegen, wenn sie unmittelbar vor Beginn der Pflegetätigkeit versicherungspflichtig waren oder Anspruch auf eine laufende Entgeltersatzleistung nach diesem Buch hatten.

Da Tanja in Fall 2 diese Voraussetzung nachweislich erfüllt, ist sie auch insofern abgesichert. Die Pflegekasse der Mutter führt aus Anlass der Pflegetätigkeit ebenfalls Beiträge an die Agentur für Arbeit ab. Dabei wäre es unerheblich, ob die Pflegetätigkeit von mehreren Personen durchgeführt werden würde.

Würde Tanja nach Abwicklung ihrer Pflegetätigkeit – sei es, weil die pflegebedürftige Mutter in eine stationäre Pflegeeinrichtung zöge oder in der Folgezeit verstorben sein sollte – zunächst noch keine Anschlussbeschäftigung finden und daher eine Zeit lang arbeitslos bleiben, stünde ihr generell auch ein Anspruch auf reguläres Arbeitslosengeld, so genanntes Arbeitslosengeld I zu. Dieses hätte sie dann zum einen aus ihrer beitragspflichtigen Tätigkeit, aber zum anderen auch aus der Pflegetätigkeit, erworben.

Daneben hat Tanja noch weitere Möglichkeiten, ihre berufliche Tätigkeit mit der beabsichtigten Pflege ihrer Mutter in Einklang zu bringen (▸ Kap. 6.4).

2.2.3 Schutz durch gesetzliche Unfallversicherung

Schließlich ist Tanja auch im Rahmen der für die Mutter ausgeübten pflegerischen Maßnahmen und der weiteren Hilfen bei der Haushaltsführung vom Schutz der gesetzlichen Unfallversicherung erfasst (vgl. a. *§ 2 Abs. 1 Nr. 17 SGB VII*).

2.3 Materielle Leistungen der Sozialversicherung

Um geldwerte Leistungen von einem der fünf Träger der Sozialversicherung erfolgreich beantragen zu können, bedarf es neben des Eintritts des Versicherungsfalles regelmäßig auch des Nachweises, dass bis zu diesem Zeitpunkt Beitragszahlungen im Sinne einer Mindestbeteiligung geleistet worden sind.

Diese zu belegenden sogenannten *Vorversicherungszeiten* spielen eine Rolle für den Erhalt der meisten unterschiedlichen Sozialleistungen wie etwa:

- der Leistungen der gesetzlichen Arbeitslosenversicherung
- der Leistungen der gesetzlichen Rentenversicherungsträger
- der Leistungen der sozialen Pflegeversicherung

Je nach dem, für welchen Mindestzeitraum Beitragszahlungen nachgewiesen werden müssen, sind insofern unterschiedlich hohe Hürden für den Erhalt dieser beantragten Leistungen zu überwinden.

2.3.1 Arbeitslosengeld I

Eine abhängig beschäftigte Person erhält im Fall der nicht selbst herbeigeführten Einbuße ihres Arbeitsplatzes einen Anspruch auf Erhalt des regulären Arbeitslosengelds (vgl. a. *§§ 136, 138 SGB III*) unter folgender Voraussetzung zuerkannt:

§ 142 Absatz 1 Satz 1 Sozialgesetzbuch Drittes Buch

Die Anwartschaftszeit hat erfüllt, wer [...] mindestens zwölf Monate in einem Versicherungspflichtverhältnis gestanden hat.

§

Darüber hinaus kommt im Hinblick auf die Bezugsdauer von der als Arbeitslosengeld I bezeichneten Leistung auch dem Lebensalter der versicherten Person besondere Bedeutung zu.

Danach steht einer grundsätzlich anspruchsberechtigten Person bis zur Vollendung des fünfzigsten Lebensjahres ein gesetzlicher Mindestanspruch von einem halben Jahr Bezugsdauer zu, sofern eine *Vorversicherungszeit* von einem Jahr nachgewiesen werden kann, der Höchstanspruch von einem Jahr Bezugsdauer ist dagegen verwirklicht, sofern zwei Jahre mit beitragspflichtigen Entgelten belegt worden sind.

Näheres hierzu lässt sich aus den einschlägigen Regelvoraussetzungen entnehmen (vgl. a. *§ 147 Abs. 3 SGB III*).

Die geforderte Anzahl von beitragspflichtigen Monaten muss dabei nicht innerhalb eines ununterbrochenen Zeitintervalls erfüllt sein, sondern lediglich summarisch in einer sogenannten *Rahmenfrist* von regelmäßig drei Jahren nachgewiesen sein (vgl. a. *§ 143 Abs. 3 SGB III*).

Der Teilkaskocharakter dieser Leistung zeigt sich allerdings nicht nur in der begrenzten Bezugsdauer, sondern auch in der gedeckelten Anspruchshöhe.

Denn der Versicherungsträger, die Agentur für Arbeit, gewährt diese Leistung nur in Höhe von 60 % respektive 67 % des vormals erzielten Nettoarbeitsentgelts (vgl. a. *§ 149 Abs. 3 SGB III*).

2.3.2 Krankengeld

Eine erkrankte, abhängig beschäftigte Person erhält unter den im Recht der gesetzlichen Krankenversicherung näher beschriebenen Voraussetzungen (vgl. a. *§ 11 SGB V*) im Falle von Arbeitsunfähigkeit infolge *derselben* Krankheit – sofern der Arbeitgeber noch nicht bzw. nicht mehr zur Lohnfortzahlung im Krankheitsfalle verpflichtet ist (vgl. a. *§ 3 Abs. 1 und Abs. 3 Entgeltfortzahungsgesetz*) – für einen Zeitraum von maximal *78 Wochen bzw. 72 Wochen* Krankengeld (vgl. a. *§ 48 Abs. 1 Satz 1 SGB V*).

Ähnlich wie beim Anspruch auf Arbeitslosengeld fällt auch die Lohnersatzleistung »*Krankengeld*« geringer als das vormals erzielte Arbeitsentgelt aus. Sie beträgt der Höhe nach 70 % des Bruttoentgelts, maximal begrenzt auf 90 % des Nettoentgelts.

§

§ 47 Absatz 1 Satz 1 und Satz 2 Sozialgesetzbuch Fünftes Buch

Das Krankengeld beträgt 70 vom Hundert des erzielten Arbeitsentgelts und Arbeitseinkommens, soweit es der Beitragsberechnung unterliegt. (Regelentgelt) Das aus dem Arbeitsentgelt berechnete Krankengeld darf 90 vom Hundert des [...] berechneten Nettoarbeitsentgelts nicht übersteigen.

Darüber hinaus gewährt die Krankenkasse das Krankengeld nicht nur im Falle eigener Erkrankung, sondern auch bei Erkrankung eines Kindes unter zwölf Jahren sowie im Rahmen von Organ-, Gewebe und besonders gelagerten Blutspenden (vgl. a. *§§ 45, 44 a SGB V*).

Ebenso wie der Anspruch auf Lohnfortzahlung im Krankheitsfall durch den Arbeitgeber, steht auch die Gewährung von Krankengeld durch die Krankenkasse unter dem Vorbehalt, dass sich die versicherte Person kein Eigenverschulden an der Entstehung der Erkrankung nachsagen lassen muss!

Daraus folgende Leistungsbeschränkungen ergeben sich vor allem aus nachgewiesenen missbräuchlichen Inanspruchnahmen (vgl. a. *§ 52 a SGB V*). Sie sind aber auch besonders benannten Lebenssachverhalten zu entnehmen, wie etwa der vorsätzlichen Herbeiführung einer Krankheit (vgl. a. *§ 52 SGB V*).

So wie auch sämtliche andere Sach- und Dienstleistungen, die vom Leistungsangebot der gesetzlichen Krankenversicherung umfasst werden, wird auch der Anspruch auf Krankengeld als Geldleistung nur gewährt, sofern der Versicherungsfall »Krankheit« eingetreten ist.

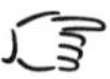

Zum Krankheitsbegriff enthält *Kapitel 5* über die Leistungen der gesetzlichen Krankenversicherung nähere Erläuterungen (► Kap. 5).

2.3.3 Leistungen bei Erwerbsminderung

Sofern eine sich anbahnende, drohende Erwerbsminderung einer versicherten Person sich nicht durch die Inanspruchnahme von Leistungen der *medizinischen Rehabilitation und/ oder Leistungen zur sogenannten Teilhabe am Arbeitsleben* abwenden lässt, gewähren die Träger der gesetzlichen Rentenversicherung materielle Hilfen in Form von *Erwerbsminderungsrenten*. Erst dann kommen materielle Hilfen entweder als Rentenzahlungen bei teilweiser oder aber voller Erwerbsminderung in Betracht. (Grundsatz: »Rehabilitation vor Rente«.)

Entscheidend ist insoweit, welche Restfähigkeit der versicherten Person verblieben ist, in einem bestimmten zeitlichen, nach Stunden bemessenen Umfang noch jeweils unter den Bedingungen des allgemeinen Arbeitsmarktes erwerbstätig sein zu können.

Auskunft über die Höhe des aktuell erworbenen Anspruchs bei voller Erwerbsminderung lassen sich den jährlich zugehenden Rentenmitteilungen der Rentenversicherungsträger an die Versicherten entnehmen, in denen auch Aussagen über die Höhe der prospektiv zu erwartenden gesetzlichen Bruttoaltersrente enthalten sind.

§ 43 Absatz 1 Satz 2 Sozialgesetzbuch Sechstes Buch

Teilweise erwerbsgemindert sind Versicherte, die wegen Krankheit oder Behinderung auf nicht absehbare Zeit außerstande sind, unter den üblichen Bedingungen des allgemeinen Arbeitsmarktes mindestens sechs Stunden täglich erwerbstätig zu sein.

§ 43 Absatz 2 Satz 2 Sozialgesetzbuch Sechstes Buch

Voll erwerbsgemindert sind Versicherte, die wegen Krankheit oder Behinderung auf nicht absehbare Zeit außerstande sind, unter den üblichen Bedingungen des allgemeinen Arbeitsmarktes mindestens drei Stunden täglich erwerbstätig zu sein.

§

Zwar besteht dieser Leistungsanspruch grundsätzlich bis zum Erreichen der jeweils maßgeblichen Regelaltersgrenze, d. h. für die Versicherten, die nach 1963 geboren wurden, bis zur Vollendung des 67. Lebensjahres.

In der Praxis jedoch werden beide Erscheinungsformen der Erwerbsminderungsrenten nicht etwa von vorne herein bis zu diesem Zeitpunkt gewährt, sondern zunächst nur zeitabschnittsweise, für etwa zwei bis fünf Jahre, bewilligt. Auch insoweit zeigt sich der Vorrang der Rehabilitationsleistungen gegenüber den hierzu nachrangigen Rentenzahlungen. (*Nachranggrundsatz*!)

Ebenfalls kommt es entscheidend auf den Nachweis von *Vorversicherungszeiten* im Sinne von Anwartschaften an (vgl. a. § 43 Abs. 1 Satz 1 und Abs. 2 Satz 1 SGB VI).

Da in den meisten Fällen die Auszahlungsbeträge der Erwerbsminderungsrenten der Höhe nach nicht einmal ansatzweise ausreichen werden, um daraus den persönlichen Lebensunterhalt bestreiten zu können, sind betroffene Personen oft auf die *ergänzenden Leistungen der Grundsicherung*, zumeist in Form der *Sozialhilfe* angewiesen.

Vergleichbar mit den Defiziten, die viele Altersrentner aufgrund zu geringer Auszahlungsbeträge ihrer gesetzlichen Altersrente erfahren und deshalb ebenfalls auf Sozialhilfeleistungen in Form der *Grundsicherung im Alter* angewiesen bleiben werden, sind es viele sogenannte *vollerwerbsgeminderte Zeitrentner*, die in einem schon früheren Lebensabschnitt neben dem Bezug der Erwerbsminderungsrenten um eine entsprechende *Grundsicherung bei Erwerbsminderung* nachfragen müssen.

Beide Erscheinungsformen der Sozialhilfe füllen insoweit die Lücken aus, die das System der gesetzlichen Rentenversicherung für die Betroffenen hinterlässt.

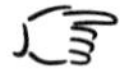

In *Kapitel 3* wird ausführlicher auf Sinn und Zweck der Sozialhilfe bzw. Grundsicherungsleistungen im Bereich der Altenpflege respektive Behindertenhilfe eingegangen (► Kap. 3).

2.3.4 Leistungen bei Unfall und Berufskrankheit

Die Träger der gesetzlichen Unfallversicherung gewähren den von einem Arbeitsunfall oder einer Berufskrankheit Betroffenen während einer notwendigen Heilbehandlung das so genannte *Verletztengeld* (vgl. a. *§ 45 SGB VII*) oder im Falle permanenter Erwerbsunfähigkeit auch mehr als ein halbes Jahr nach dem Unfallereignis hinaus – eine so genannte *Verletztenrente.*

Die dabei bezogenen Ausgleichszahlungen können bis zu 100 % des vormals erhaltenen Nettoarbeitsentgelts ausmachen und stellen somit die höchst denkbaren Leistungen im System der Sozialversicherung dar (vgl. a. *§§ 45, 47 und 56 SGB VII*).

Allerdings wird ihr Erhalt abhängig gemacht von hohen Zugangsvoraussetzungen wie etwa der Darlegung exakter Ursachenzusammenhänge nicht nur von Verunfallung und beruflicher Tätigkeit, sondern darüber hinaus auch von der Beweisführung darüber, dass das Unfallgeschehen als solches die alleinige oder zumindest überwiegende Ursache für die geltend gemachte Gesundheitsverletzung darstellte. Man spricht insofern von der sogenannten *haftungsausfüllenden Kausalität*, die im Einzelfall besonders belegt werden muss!

2.3.5 Leistungen bei Pflegebedürftigkeit

Die Höhe der Leistungen der sozialen Pflegeversicherung, die in Pauschalbeträgen gewährt werden, hängt nunmehr ab vom zuerkannten *Pflegegrad.*

Im Rahmen der ambulanten Pflege mit geldwertem Charakter beziehen sie sich im ambulanten Bereich vor allem auf die Erbringung von:

- Pflegesachleistungen
- Pflegegeld
- Leistungen der teilstationären Pflege und Kurzzeitpflege
- Leistungen bei Ausfall von Pflegepersonen
- Wohnumfeldverändernde Maßnahmen.

Im stationären Bereich werden ebenfalls nach Pflegegraden gestaffelte Pauschalen gezahlt.

Die bereits oben in Fall 2 angesprochenen Leistungen für Pflegepersonen werden ergänzt durch das Angebot an *Pflegekursen*, ein so genanntes *Pflegeunterstützungsgeld* sowie arbeitsrechtlich relevante *Freistellungsansprüche.*

Auch bei den Leistungen der sozialen Pflegeversicherung kommt dem Nachweis von Mindestanwartschaftszeiten Bedeutung zu. Die Mitarbeiter einer Pflegekasse werden nur dann unmittelbar nach Eingang eines Antrages einen neuen Leistungsfall als Akte anlegen, sofern die insoweit zu prüfenden *Vorversicherungszeiten* bejaht werden konnten:

§ 33 Absatz 2 Satz 1 Sozialgesetzbuch Elftes Buch

§

Anspruch auf Leistungen besteht, wenn der Versicherte in den letzten zehn Jahren vor der Antragstellung mindestens zwei Jahre als Mitglied versichert oder [...] familienversichert war.

Betroffene, die diese Vorversicherungszeiten nicht erfüllen, werden auf die einschlägigen Leistungen der Grundsicherung im Rahmen der Sozialhilfe verwiesen.

Die Leistungen der sozialen Pflegeversicherung werden ausführlich erörtert und fallbezogen dargestellt in *Kapitel* 7 (► Kap. 7).

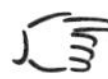

2.4 Antragsprinzip

In vielen Fällen ist eine förmliche *Antragstellung* – sei es schriftlich oder aus den Umständen schlüssig ersichtlich – neben den oben genannten Voraussetzungen Bedingung für die Gewährung einer Sozialleistung.

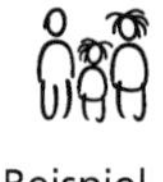
Beispiel

Werden etwa Leistungen der gesetzlichen Krankenversicherung begehrt, so liegt in der Hingabe der Versichertenkarte in der Arztpraxis durch den Versicherten selbst die schlüssige (konkludente) Beantragung der entsprechenden Leistungen auf Krankenbehandlung.

Grundsätzlich gilt dabei:

§

§ 16 Abs. 2 Satz 2 Sozialgesetzbuch Erstes Buch

Ist die Sozialleistung von einem Antrag abhängig, gilt der Antrag als zu dem Zeitpunkt gestellt, in dem er bei einer der […] genannten Stellen eingegangen ist.

Besondere praktische Bedeutung gewinnt die Antragstellung im Zusammenhang mit der Frage, ab wann Leistungen der sozialen Pflegeversicherung den Versicherten gegenüber im Rahmen der ambulanten Pflege erbracht werden müssen. Hier spielen Grundregeln des Rechts der sozialen Pflegeversicherung eine besondere Rolle (vgl. a. *§ 33 Abs. 1 Sätze 1 bis 3 SGB XI*).

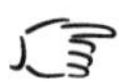

Die aus dieser Vorschrift resultierenden Konsequenzen für die Ermittlung des *korrekten Leistungsbeginns* werden beispielhaft anhand unterschiedlicher Fallkonstellationen dargestellt. Näheres wird ausgeführt in Kapitel 6 (▸ Kap. 6.3).

Der Anspruch auf Sozialhilfe ist jedoch – anders als im Rahmen der Sozialversicherungsleistungen oder der Grundsicherung für Arbeitssuchende nach SGB II – gerade nicht antragsabhängig, sondern entsteht bereits mit bloßer Kenntnis des örtlich und sachlich zuständigen Sozialhilfeträgers über das Vorliegen der Leistungsvoraussetzungen (vgl. *§ 18 SGB XII*).

Dieser sogenannte Kenntnisgrundsatz als Ausnahme zum Antragsprinzip berücksichtigt, dass Sozialhilfe insoweit lediglich dazu beitragen soll, eine gegenwärtige Notlage abzuwenden.

3 Das Leistungssystem der Grundsicherung

Angesprochen ist insoweit die Mindestabsicherung im Sinne der Wahrung von existenziell unabdingbaren Lebensbedingungen für in Notsituationen geratene Menschen. Auch hier ergibt sich der staatliche Handlungsauftrag unmittelbar aus dem oben angesprochenen *Sozialstaatsprinzip.*

Neben den Leistungen der Grundsicherung für Arbeitssuchende für erwerbsfähige Menschen, die langzeitarbeitslos geworden, d. h. länger als ein Jahr beschäftigungslos geblieben sind, sind es vor allem die Leistungen der Sozialhilfe, die diesen Schutz gewährleisten.

Sie sind geregelt im Sozialgesetzbuch Zwölftes Buch und treten zunächst als »Hilfen zum Lebensunterhalt« in Erscheinung, wenn eine nicht, noch nicht oder vorübergehend *nicht erwerbsfähige* Person außerstande ist, aus eigenem Vermögen und Einkommen den täglichen Bedarf zum Lebensunterhalt zu decken (vgl. a. § 27 SGB XII).

3.1 Grundsicherung im Alter und bei Erwerbsminderung

Neben dieser klassischen Form der Sozialhilfe sind es die anderen Leistungsarten der Sozialhilfe in Form der *Grundsicherung im Alter* und *bei Erwerbsminderung*, die eine wichtige Funktion der Sozialhilfe im Rahmen der Altenpflege und Behindertenhilfe übernehmen (vg. a. *§ 41 Abs. 2 und Abs. 3 SGB XII*):

- Sie *mildert* in beiden Erscheinungsformen die *Defizite*, die ältere, in ihrer häuslichen Umgebung nach wie vor lebende Menschen aufgrund zu geringer Renteneinkünfte in Kauf nehmen müssen. Damit wirkt sie zum einen ein Stück weit dem Schicksal von Altersarmut entgegen, von dem hierzulande immer mehr Menschen betroffen sind, wenn sie das für das Erreichen der Altersgrenze maßgebliche Lebensjahr vollendet haben.
- Zum anderen gewährt sie auch jenen beeinträchtigten Personen, die eine Rente bei voller Erwerbsminderung beziehen, ergänzende Leistungen in Form der *Grundsicherung bei Erwerbsminderung*. Wie bei der Grundsicherung im Alter wird die Sozialhilfe hier quasi als *Aufstockung*

ergänzend zu den Renteneinkünften ausgezahlt, sofern es unwahrscheinlich ist, dass bei den Betroffenen eine Verbesserung ihrer Erwerbsfähigkeit jemals eintritt.

Da auch diese Leistungen dem Basissystem der sozialen Grundsicherung zuzuordnen sind, werden sie den nachfragenden Personen nur nach vorab erfolgter *Bedürftigkeitsprüfung* zur Verfügung gestellt. Letztere müssen daher vorab versuchen, die sie betreffende Notlage zunächst aus eigenem Vermögen oder Einkommen zu beheben. Hier gelten hinsichtlich dessen Einsatzes allerdings spezielle, gesetzlich geregelte Zumutbarkeitsgrenzen bzw. *Schonvermögensansätze* (vgl. a. *§§ 85 bis 8 SGB XII* bzw. *§§ 90 bis 91 SGB XII*).

Gegebenenfalls haben sich insoweit auch unterhaltsverpflichtete Angehörige im Hinblick auf die Beseitigung der Notlage vorrangig zu beteiligen:

§

§ 43 Abs. 1 Satz 1 Sozialgesetzbuch Zwölftes Buch

Für den Einsatz des Einkommens sind die §§ 82 bis 84 und für den Einsatz des Vermögens die §§ 90, 91 anzuwenden [...].

3.2 Grundsicherung in Form der besonderen Hilfen

Darüber hinaus entfaltet die Sozialhilfe ihre besondere Bedeutung überall dort, wo das oben skizzierte System der Sozialversicherung nicht eingreift, nicht ausreicht oder versagt. Genau hier übernehmen die Leistungen der sozialen Fürsorge ihre Funktionen als *Lückenfüller*, um die Mängel, insbesondere der gesetzlichen Krankenversicherung sowie der sozialen Pflegeversicherung, überwinden zu helfen.

3.2.1 Hilfen zur Gesundheit

Gewissheit darüber, ob die Sozialversicherung Lücken hinterlässt, lässt sich anhand von unterschiedlichen Fragestellungen ermitteln. Die erste bezieht sich darauf, *ob* eine *Person überhaupt zum sozialversicherten Personenkreis gehört?*

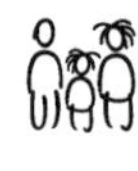

Beispiel

Eine Migrantin ohne sicheren Aufenthaltsstatus erscheint in der Notaufnahme eines Kinderkrankenhauses mit ihrem schwerst erkrankten Kind und begehrt dringendst Behandlung. Da sie keine Krankenversichertenkarte vorlegen kann, wird sie vom Krankenhausträger prompt abgewiesen.

Tatsächlich gehört die Migrantin, ebenso wenig wie etwa hierzulande lebende Obdachlose, d. h. nicht sesshafte Menschen, formal nicht zum Kreis der versicherten Personen. Insofern muss die oben gestellte Frage verneint werden, ein Anspruch auf Behandlung gegen eine gesetzliche Krankenkasse besteht daher dem Grunde nach nicht. Hier versagt daher vordergründig das System der gesetzlichen Krankenversicherung. Ist jedoch eine derartige Person akut erkrankt, so hat sie gleichwohl Anspruch auf *Krankenbehandlung* wie eine gesetzlich Krankenversicherte:
Denn hier leistet die Sozialhilfe in Form der »*Hilfen zur Gesundheit*«.

§ 48 Sozialgesetzbuch Zwölftes Buch

§

Um eine Krankheit zu erkennen, zu heilen, ihre Verschlimmerung zu verhüten oder Krankheitsbeschwerden zu lindern, werden Leistungen zur Krankenbehandlung entsprechend dem Dritten Kapitel [...] des Fünften Buches erbracht. Die Regelungen zur Krankenbehandlung nach § 264 des Fünften Buches gehen den Leistungen der Hilfe bei Krankheit nach Satz 1 vor.

Soweit die Krankenkasse nicht für die Übernahme der Krankenbehandlung für Empfänger von Gesundheitsleistungen nach dem so genannten Asylbewerberleistungsgesetz verpflichtet sein sollte, ist der zuständige Sozialhilfeträger letzten Endes für die Leistungen der Hilfen bei Krankheit bzw. Hilfen zur Gesundheit verantwortlich.

3.2.2 Hilfe zur Pflege

Darüber hinaus ergänzt die Sozialhilfe die oft nicht ausreichenden Leistungen, die pflegebedürftige Menschen im Rahmen der häuslichen Pflege benötigen. Häufig decken die der Höhe nach begrenzten *Pauschalen der sozialen Pflegeversicherung*, etwa die je nach Pflegegrad gestaffelten Leistungssätze der Pflegesachleistung, nicht die Kosten, die von einem ambulanten Leistungsanbieter für erbrachte Leistungen in Rechnung gestellt werden.

Auch insoweit gewährt die Sozialhilfe im Rahmen dieser weiteren besonderen Hilfen die noch benötigte finanzielle Unterstützung, bietet aber auch kompensatorische Hilfen in Form von reinen Sach- oder Dienstleistungen an.

§ 61 Satz 1 Sozialgesetzbuch Zwölftes Buch

§

Personen, die pflegebedürftig im Sinne des § 61 a sind, haben Anspruch auf Hilfe zur Pflege, soweit ihnen und ihren nicht getrennt lebenden Ehegatten oder Lebenspartnern nicht zuzumuten ist, dass sie die für die Hilfe zur Pflege benötigten Mittel aus dem Einkommen und Vermögen [...] aufbringen.

In diesen Konstellationen ist somit die Frage, *ob* die zur Verfügung stehenden *Leistungen der Sozialversicherung*, hier speziell der Pflegeversicherung, *ausreichen*, um den Bedarf einer Person zu decken, verneint worden.

In besonderer Weise wird die Funktion der Sozialhilfe offensichtlich, wenn es um die Begleichung von Kosten im Rahmen der stationären Pflege geht. Hier gewährleistet die Sozialhilfe die Finanzierung jenes Heimkostenanteils, den der pflegebedürftige, oft hochbetagte Mensch auch unter Einsatz der Renteneinkünfte und der Pauschalbeträge seiner Pflegekasse nicht aufzubringen imstande ist. Hier umfasst die *Hilfe zur Pflege* unter anderem auch die stationäre Pflege (vgl. a. *§ 63 SGB XII*).

Ergänzt wird dieser Anspruch noch durch die Erbringung des sogenannten *notwendigen Lebensunterhalts innerhalb von Einrichtungen*, der unter anderem auch eine *Bekleidungspauschale* und einen darüber hinausgehenden *Barbetrag* zur Deckung der persönlichen Bedürfnisse des täglichen Lebens umfasst, den die betreffende Person in eigener Verantwortung – sofern sie dazu noch eigenständig in der Lage ist – bestimmungsgemäß verwendet. Er wird in Höhe von 27 % des derzeit geltenden Regelsatzes der Regelbedarfsstufe 1 (= 446 € im Jahre 2021) zwecks persönlicher Verwendung zur Verfügung gestellt (vgl. a. *§ 27 b SGB XII*).

3.2.3 Leistungen der Eingliederungshilfe

Im Zusammenhang mit den Lücken der Sozialversicherung ist schließlich auch noch zu fragen, welche konkreten Leistungen der betreffende Zweig der Sozialversicherung bzw. das Sozialleistungsrecht überhaupt zu erbringen imstande wäre.

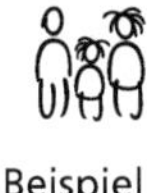
Beispiel

Ein krankenversicherter, körperbehinderter, jedoch nicht pflegebedürftiger Mensch benötigt nicht nur einen Rollstuhl – der tatsächlich von der Krankenkasse bereitzustellen und zu finanzieren wäre – sondern darüber hinaus zur Verwirklichung der Barrierefreiheit auch eine Anfahrrampe, um in den eigenen Wohnbereich gelangen zu können.

Hier vermag die Krankenversicherung dem Umfange nach nicht den begehrten Leistungsanspruch zu erfüllen. Einen Anspruch auf so genannte *wohnumfeldverändernde Maßnahmen* könnte der behinderte Mensch nur im Falle von Pflegebedürftigkeit gegenüber seiner Pflegekasse geltend machen.

Da diese jedoch hier nicht in Betracht kommt, kommt als Lückenfüller die Leistung der *Eingliederungshilfe* in Frage, die bis Ende 2019 als Leistung der Sozialhilfe ausgeführt wurde, seit Anfang 2020 aber als eigenständige Leistungsform mit Inkrafttreten der *3. Reformstufe* des so genannten *Bundesteilhabegesetzes* in Erscheinung tritt.

Die von einem behinderten Menschen begehrte Anfahrrampe würde nun als *Leistungen zur sozialen Teilhabe*, hier speziell als Leistungen für Wohnraum, verstanden werden und vom Träger der Eingliederungshilfe erbracht werden müssen (vgl. a. *§ 77 SGB IX*).

4 Formen und Funktionen von Sozialleistungen

Allgemein wird im Rahmen der konkreten Ausführung von Sozialleistungen zwischen Dienst-, Sach- und Geldleistungen unterschieden. Häufig kann die Unterscheidung vom Inhalt der beantragten Leistung abhängig gemacht werden.

4.1 Ausführung von Sozialleistungen

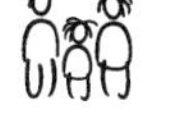
Beispiel 1

Eine Mitarbeiterin eines Sozialhilfeträgers oder eines Pflegestützpunktes empfiehlt einer von Pflegebedürftigkeit betroffenen Person die Inanspruchnahme eines konkret benannten ambulanten Pflegedienstes, einer stationären Pflegeeinrichtung, eines Trägers einer ambulant betreuten Wohngemeinschaft oder einer Form des Betreuten Wohnens.

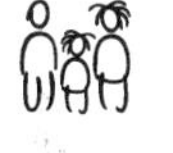
Beispiel 2

Die Pflegefachkraft einer Pflegekasse klärt einen Versicherten über den Einsatz eines Pflegehilfsmittels auf, das möglicherweise zugunsten des Pflegebedürftigen zum Einsatz kommen kann. Sie informiert darüber hinaus über die Finanzierung von wohnumfeldverändernden Maßnahmen in dessen häuslichem Umfeld.

In allen derartigen Konstellationen werden *Dienstleistungen* als Formen persönlicher Betreuung und Hilfe aufgefasst. Man könnte auch sagen, dass immer dort, wo eine Leistung als solche nicht durch Geld ersetzt werden kann, sie in der Regel als Dienstleistung in Erscheinung tritt.

Demgegenüber werden *Sachleistungen* charakterisiert als die Bereitstellung bzw. das Zurverfügungstellen von Sachen respektive Sachgesamtheiten.

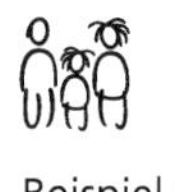
Beispiel 1

Die Krankenkasse/Pflegekasse lässt über ein mit ihr kooperierendes Sanitätsfachhaus aus ihren Beständen einen für die versicherte Person bestimmten Rollstuhl/Pflegerollstuhl an diese ausliefern.

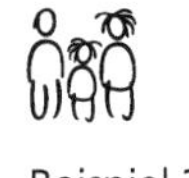
Beispiel 2

Der Sozialhilfeträger gewährt die Leistungen nicht nur als reine Geldleistung, sondern teilweise auch in Form von Gutscheinen.

Bei der Frage, *in welcher Form* ein angegangener Sozialleistungsträger die von ihm beantragten Leistungen ausführt bzw. sie der nachfragenden Person gewährt, kommt ihm oft ein Entscheidungsspielraum zu. Insofern handelt es sich um sogenannte Leistungen nach *Ermessen*, die neben den *gebundenen* Entscheidungen im Sozialleistungsrecht eine immer größere Rolle spielen.

4.2 Funktionen von Sozialleistungen

Sozialleistungen werden darüber hinaus auch nach ihrer *Funktion* unterschieden:

4.2.1 Prävention

Im günstigsten Fall tragen Sozialleistungen dazu bei, eine aus Sicht des Versicherten negative Folge gar nicht erst entstehen zu lassen:

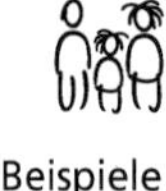

Beispiele

- Leistungen zur Krankheitsverhütung: alle einschlägigen Vorsorgeuntersuchungen (vgl. *§§ 20 bis 26 SGB V*)
- Leistungen zur Teilhabe am Arbeitsleben: etwa die herkömmliche Arbeitsvermittlung bzw. berufliche Förderung zur Verhinderung von Arbeitslosigkeit (vgl. *§ 35 SGB III*)
- Leistungen der medizinischen Rehabilitation zwecks Verhinderung der Erwerbsminderung (vgl. *§§ 9ff. SGB VI*); insoweit kommt der Grundsatz »Rehabilitation vor Rente« zum Ausdruck, siehe oben!

4.2.2 Restitution

In jenen Fallkonstellationen, in denen ein Schadenseintritt bei der versicherten Person nicht mehr abgewendet werden konnte, stehen dagegen die Bemühungen der unterschiedlichen Sozialleistungsträger im Vordergrund, den ursprünglichen Status quo wiederherzustellen; dieser Wiederherstellungsgedanke steht etwa bei nachstehend aufgeführten Sozialleistungen an oberster Stelle:

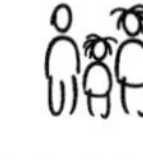

Beispiele

- Kranken- und Heilbehandlung (vgl. § 27 SGB V)
- Leistungen zur medizinischen Rehabilitation durch die Krankenkasse (vgl. § 40 SGB V)

4.2.3 Kompensation

Für die verbleibenden, im pflegerischen Alltag leider häufig anzutreffenden Fälle, in denen eine Wiederherstellung der Gesundheit, beispielsweise die Wiedererlangung körperlicher Fähigkeiten durch eine Heilbehandlung nicht mehr möglich ist, gewähren Sozialleistungen, etwa in Form von Sachleistungen, einen angemessenen Ausgleich, um die für die Betroffenen zu erduldenden Defizite wenigstens zu mildern.

Beispiele

- Die Bereitstellung eines Rollstuhls durch die Krankenkasse soll ein Stück weit die verlorene Fortbewegungsmöglichkeit aus eigener Kraft ausgleichen helfen.
- Große Bedeutung erlangen kompensatorische Hilfen in Form von Sachgesamtheiten für behinderte Menschen. Zur Umsetzung der geforderten gleichberechtigten *Teilhabe am Leben in der Gesellschaft*, bedarf es eines Ausgleichs der besonderen Belastungen, die diese erfahren. So erhalten behinderte Menschen etwa Hilfen zur Verständigung mit der Umwelt als *Assistenzleistung* nach *§ 78 SGB IX*.

Die hauptsächliche Bedeutung der kompensatorischen Funktionen von Sozialleistungen erschließt sich aber aus den dem betroffenen Personenkreis zur Verfügung stehenden materiellen *Geldleistungen*. Diese bezwecken allesamt den Ausgleich wirtschaftlicher Nachteile:

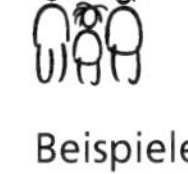

Beispiele

- Gewährung von Kranken-, Übergangs-, Unterhalts- oder Verletztengeld durch die einschlägigen Sozialversicherungsträger (▶ Kap. 2.3).
- Die Gewährung von Mehrurlaub für Menschen mit Behinderungen nach § 125 SGB IX besitzt für diese geldwerten Charakter.

5 Pflegerelevante Anspruchsgrundlagen der gesetzlichen Krankenversicherung

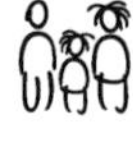

Fall 3

Die pflegebedürftige Versicherte Verena beantragt bei der für sie zuständigen Krankenkasse die Bereitstellung eines Rollstuhls; eine entsprechende Verordnung liegt der Krankenkasse seit 20. Januar 2020 vor, doch diese reagiert in der Folgezeit in keinster Weise. Verena zeigt sich daraufhin zunächst irritiert. Später, am 18. Februar 2020 – nachdem mittlerweile mehr als drei Wochen nach Antragstellung vergangen sind – stellt sich bei ihr wachsende Empörung über das befremdliche Verhalten des Kostenträgers ein. Sie hätte es ja noch verstanden, wenn ihr Versicherungsträger ihr zumindest die Gründe für die Verzögerung oder sein Untätigbleiben erklärt hätte. Dass er sie aber weiterhin schlichtweg ignoriert, will und kann sie nicht akzeptieren. Da wäre ja selbst eine Ablehnung ihres Antrages für sie aufschlussreicher gewesen. Da kenne sie sich aus, sie wisse, dass sie gegen eine plausibel begründete Versagung des von ihr begehrten Hilfsmittels immerhin Widerspruch hätte einlegen können. Wie sie sich jetzt dagegen verhalten solle, weiß sie nicht. Mittlerweile kommen ihr auch Zweifel, ob für den Rollstuhl nicht doch die Pflegekasse zuständig sei und die angegangene Krankenkasse deshalb nicht reagiert habe. Nach Rücksprache mit einer Bekannten erwägt sie, nun selbst, wie diese ihr geraten hat, in »eigener Sache aktiv zu werden«. Sie wolle schließlich nur ihr »gutes Recht« durchsetzen.

5.1 Das Leistungssystem der gesetzlichen Krankenversicherung

Versicherte haben regelmäßig bei Eintreten des Versicherungsfalls, d. h. im Krankheitsfall, vor allem Anspruch auf Krankenbehandlung. Der insoweit vorgesehene Leistungskatalog der gesetzlichen Krankenversicherung stellt hierfür unterschiedlichste Leistungen überwiegend zur Wiederherstellung der Gesundheit (»*Restitution*«), aber auch vielfach zum Ausgleich bei bleibenden Schädigungen (»*Kompensation*«) den Versicherten zur Verfügung. Leistungen zur Verhütung von Krankheiten sowie zur Früherkennung von Krankheiten betonen dagegen den präventiven Charakter des breitgefächerten Leistungsspektrums. Alle einschlägigen Leistungen müssen die Krankenkassen über die Leistungserbringer, mit denen sie Versorgungsverträge geschlossen haben, vermitteln und sie ihren Versicherten zur Verfügung stellen.

5.1.1 Der Krankheitsbegriff

Der Befund einer Erkrankung ist für alle in Frage kommenden Leistungen, die im Zusammenhang mit einer Behandlung stehen, unabdingbare Voraussetzung für die Leistungsgewährung. Insoweit existieren unterschiedliche Krankheitsbegriffe, die zum Teil erheblich voneinander abweichen:

- Nach dem »Pschyrembel« ist unter Krankheit jede Störung der normalen Funktionen oder Organsysteme des Körpers zu verstehen. Ihre Entstehung ist wiederum abhängig von Disposition, Exposition und Konstitution des Versicherten.

Einen sehr weiten Interpretationsspielraum vertritt dagegen die Definition der Weltgesundheitsorganisation (WHO), die auch sozioökonomische Faktoren in einen sehr modern anmutenden *Krankheitsbegriff* mit einbezieht. Auch dieser ganzheitlich orientierte Ansatz ist, ungeachtet seiner zeitlosen Aktualität, nicht geeignet, Leistungsansprüche und damit einen Handlungsbedarf im Sinne des Krankenversicherungsrechts nach SGB V auszulösen.

Letzteres ist nämlich nur dann begründet der Fall, sofern der von Rechtslehre und Richterrechtsprechung geprägte juristische Krankheitsbegriff bejaht werden kann:

- Danach ist nur derjenige regelwidrige Körper- und Geisteszustand als Krankheit zu bewerten, wenn dessen Eintritt entweder *allein* eine ärztliche Heilbehandlung (1) erfordert oder als solcher Arbeitsunfähigkeit (2) zur Konsequenz hat.

Der Entstehungsgrund einer Krankheit ist dabei grundsätzlich ohne Belang. Allerdings kann die Krankenkasse unter den Voraussetzungen des *§ 52 SGB V* eine Leistungsbeschränkung in den dort genannten Fallkonstellationen gegenüber den Versicherten in Erwägung ziehen. Insbesondere kann sie diese an den Kosten der Behandlung in angemessener Weise beteiligen und darüber hinaus den Anspruch auf Krankengeld teilweise oder gar zur Gänze für die Dauer der Krankheit versagen.

5.1.2 Sachleistungsgrundsatz und Legitimation zur Leistungserbringung

Nach dem *Sachleistungsgrundsatz* (vgl. a. *§ 2 Abs. 1 Satz 1, Abs. 2 Satz 1 SGB V*) haben Versicherte einen Rechtsanspruch auf Gesundheitsleistungen, wobei die gesetzlichen Krankenkassen sowohl Regel- als auch Mehrleistungen anbieten.

Dabei versteht man unter Regelleistungen jene Mindestleistungen, die von allen gesetzlichen Krankenversicherern in gleichem Umfang, in gleicher Höhe und auch unter gleichen Bedingungen angeboten werden müssen. Für alle darüber hinausgehenden Mehrleistungen und ihren Erhalt ist hingegen Bedingung, dass sie vom konkreten Satzungsinhalt der jeweiligen Krankenkasse gedeckt werden. Sie können daher erheblich voneinander abweichen, da sich jede Krankenkasse als *Körperschaft des öffentlichen Rechts* auf ihre *Selbstverwaltungskompetenz* berufen kann, die auch eine *Satzungsautonomie* mit einschließt.

Sowohl Leistungserbringer – d. h. etwa Krankenhausträger, Ärzte, Pflegekräfte, Psychotherapeuten, Apotheker) – als auch Krankenkassen haben dabei eine »*bedarfsgerechte und gleichmäßige, dem allgemein anerkannten Stand der medizinischen Erkenntnisse entsprechende Versorgung der Versicherten*« zu garantieren (vgl. *§ 70 Abs. 1 Satz 1 SGB V*).

Voraussetzung für die Erbringung jedweder Leistungen ist in jedem Einzelfall, dass zwischen ihnen und den Krankenkassen als Kostenträger entsprechende Versorgungsverträge und Vergütungsvereinbarungen zustande gekommen sind.

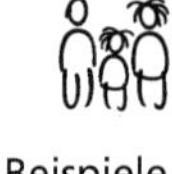

Beispiele

- Ähnlich wie bei der Versorgung von Versicherten mit Leistungen der sozialen Pflegeversicherung in einer stationären Pflegeeinrichtung oder durch einen ambulanten Pflegedienst (vgl. a. *§ 72 SGB XI*), hängt auch im Bereich der Versorgung von Patienten im Krankenhausbereich die Berechtigung zur Leistungserbringung davon ab, ob der jeweilige Krankenhausträger in den Krankenhausplan des jeweiligen Bundeslandes (sogenannte »Plankrankenhäuser«) aufgenommen worden ist bzw. ob ein entsprechender Versorgungsvertrag mit den Landesverbänden der Krankenkassen abgeschlossen worden ist (vgl. a. *§ 108 SGB V*).
- Auch in stationären Pflegeeinrichtungen wird die ärztliche Versorgung von niedergelassenen Ärzten übernommen. Ihr Nachweis ist wesentlicher Bestandteil der Qualitätsprüfung:

§

§ 114 Abs. 1 Satz 5 SGB Elftes Buch

Vollstationäre Pflegeeinrichtungen sind ab dem 1. Januar 2014 verpflichtet, die Landesverbände der Pflegekassen unmittelbar nach einer Regelprüfung darüber zu informieren, wie die ärztliche, fachärztliche und zahnärztliche Versorgung sowie die Arzneimittelversorgung in den Einrichtungen geregelt sind.

5.1.3 Leistungen bei Krankheit

Die Leistungen, die den gesetzlichen Rahmen der Krankenbehandlung bilden, lassen sich in einer Übersicht wie folgt darstellen (vgl. a. *§§ 27 bis 43 c SGB V*).

- Ärztliche Behandlung
- Zahnärztliche Behandlung
- Versorgung mit Zahnersatz
- *Versorgung mit Arznei- und Verbandsmitteln §§ 31, 34 SGB V*
- Versorgung mit Heilmitteln
- *Versorgung mit Hilfsmitteln § 33 SGB V*
- *Häusliche Krankenpflege § 37 SGB V*
- *Spezialisierte ambulante palliativmedizinische Versorgung § 37 b SGB V*
- Vermittlung von Haushaltshilfen
- *Krankenhausbehandlung § 39 SGB V*
- Soziotherapie
- *Stationäre und ambulante Hospizleistungen § 39 a SGB V*
- *Ergänzende Leistungen zur medizinischen Rehabilitation § 40 SGB V*

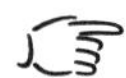

Den hier kursiv hervorgehobenen Anspruchsgrundlagen kommt im pflegerischen Alltag die größte Bedeutung zu. Sie werden daher in diesem Kapitel anhand der *Fälle 4 bis 9* eingehender erörtert!

5.2 Anspruch auf Hilfsmittel nach SGB V

In Fall 3 könnte sich ein Rechtsanspruch der Versicherten Verena auf Versorgung mit dem nachgefragten Hilfsmittel aus der zentralen Hilfsmittelnorm des Rechts der gesetzlichen Krankenversicherung schlechthin ergeben:

§ 33 Abs. 1 Satz 1 SGB Fünftes Buch

Versicherte haben Anspruch auf Versorgung mit Hörhilfen, Körperersatzstücken, orthopädischen und anderen Hilfsmitteln, die im Einzelfall erforderlich sind, um den Erfolg der Krankenbehandlung zu sichern, einer drohenden Behinderung vorzubeugen oder eine Behinderung auszugleichen, soweit die Hilfsmittel nicht als allgemeine Gebrauchsgegenstände des täglichen Lebens anzusehen sind oder nach § 34 Abs. 4 ausgeschlossen sind.

Danach dienen Hilfsmittel im Sinne des Rechts der gesetzlichen Krankenversicherung entweder dem Zweck der *Sicherung des Erfolgs der (Kranken-) Heilbehandlung*; insofern sind sie auf die Wiederherstellung *(Restitution)* des vormals bestehenden Gesundheitszustandes ausgerichtet. Oder aber sie bezwecken den *Ausgleich einer Behinderung*, vermögen also nur noch dem Ziel der *Kompensation* zu genügen.

Generell besitzen daher gesetzlich Krankenversicherte einen Rechtsanspruch auf medizinisch erforderliche, im Einzelfall ärztlich verordnete Hilfsmittel. Dieser erstreckt sich darüber hinaus auch

- auf notwendige Änderungen, Instandsetzungen und Ersatzbeschaffungen
- sowie auch auf die Schulung im konkreten Umgang mit dem Hilfsmittel (vgl. a. § 33 Abs. 1 Satz 5 SGB V).

Die verordnungsfähigen Hilfsmittel sind in entsprechenden Richtlinien der Krankenkassen gelistet. Hierzu zählen vor allem:

- Krankenfahrstühle
- Gehhilfen (Deltarad, Krücken)
- Weichlagerungsmatratzen
- Inkontinenzmaterialien

5.2.1 Abgrenzung zu Pflegehilfsmitteln nach SGB XI (Schnittstelle SGB XI)

Demnach besitzt auch Verena grundsätzlich einen Rechtsanspruch auf das von ihr begehrte und beantragte Hilfsmittel. Der Rollstuhl erfüllt zudem auch eine Funktion nach dem SGB V, da er dem Behinderungsausgleich dient, somit eingesetzt werden soll, um Verenas vorübergehende oder andauernde Einschränkung beim eigenständigen Fortbewegen zufriedenstellend zu kompensieren.

Fraglich könnte indessen sein, ob insoweit tatsächlich die Krankenkasse der richtige Adressat hinsichtlich der geltend gemachten Beanspruchung des Rollstuhls war. Denn es existiert neben dem Hilfsmittelbegriff nach dem SGB V auch ein Pflegehilfsmittelbegriff nach dem Recht der sozialen Pflegeversicherung, der die drei maßgeblichen Funktionen nach SGB XI benennt:

§ 40 Abs.1 Satz 1 1. Halbsatz Sozialgesetzbuch Elftes Buch

Pflegebedürftige haben Anspruch auf Versorgung mit Pflegehilfsmitteln, die zur Erleichterung der Pflege (1) oder zur Linderung der Beschwerden (2) des Pflegebedürftigen beitragen oder ihm eine selbständigere Lebensführung (3) ermöglichen [...]

Seit Etablierung der sozialen Pflegeversicherung ergibt sich hier somit eine entscheidende Schnittstelle: Bei der Beantragung von Hilfsmitteln ist danach zu unterscheiden, ob es sich um medizinische Hilfsmittel im Sinn des § 33 SGB V oder aber um Pflegehilfsmittel im Sinn des § 40 SGB XI handelt!

Von der Funktion »*Erleichterung der Pflege*« geht man aus, wenn die pflegerische Maßnahme auch ebenso gut ohne das Pflegehilfsmittel ausgeführt werden könnte, dann aber von den Pflegekräften einen erhöhten Kraftaufwand abverlangte.

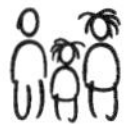

Beispiel

Pflegebetten, reiner Pflegerollstuhl (der nicht in erster Linie der Fortbewegung dient!)

Auf die in Fall 3 geschilderte Situation bezogen würde der dort gegenständlich benannte Rollstuhl seiner Zwecksetzung nach die Funktion »Ermöglichung einer selbständigeren Lebensführung« für Verena erfüllen. Damit wäre hinsichtlich ein und desselben Hilfsmittels sowohl eine Funktion nach SGB XI als auch nach SGB V verwirklicht worden.

Entgegen Verenas Befürchtung bedeutet dies vorliegend jedoch keineswegs, dass sie sich etwa an den unzuständigen Sozialversicherungsträger gewandt hätte. Denn das Gesetz löst diesen Konflikt wie folgt:

§

§ 40 Abs. 1 Satz 1 2. Halbsatz Sozialgesetzbuch Elftes Buch

[…] soweit die Hilfsmittel nicht wegen Krankheit oder Behinderung von der Krankenkasse oder anderen zuständigen Leistungsträgern zu leisten sind.

5.2.2 Grundsatz »Rehabilitation und Prävention vor Pflege« im Rahmen der Hilfsmittelversorgung

Der in § 40 Abs. 1 Satz 1 2. Halbsatz SGB XI zum Ausdruck kommende Vorbehalt bedeutet, dass hier in *Fall 3* und in allen gleichgelagerten Fällen von vorne herein die Gewährung des beantragten Hilfsmittels *ausschließlich in* den *Verantwortungsbereich der gesetzlichen Krankenkasse* fällt, sofern eine der in § 33 SGB V genannten Funktionen bejaht werden konnte. Hilfsmittel sind insofern nach ihrer präventiven bzw. repressiven Zwecksetzung zu unterscheiden.

Auch hier folgt daher die Entscheidung des Gesetzgebers, die Gewährung eines Hilfsmittels zulasten der gesetzlichen Krankenversicherung ausführen zu lassen, konsequent dem Grundsatz des »Vorrangs von Leistungen der Prävention und Rehabilitation.«

§ 5 Abs. 4 Sozialgesetzbuch Elftes Buch

Die Pflegekassen wirken unbeschadet ihrer Aufgaben […] darauf hin, dass frühzeitig alle geeigneten Leistungen zur Prävention, zur Krankenbehandlung und zur medizinischen Rehabilitation eingeleitet werden, um den Eintritt von Pflegebedürftigkeit zu vermeiden.

Mit diesem Grundsatz soll ein wesentliches gesundheitspolitisches Ziel realisiert werden. Denn die Leistungen der Prävention und/oder Rehabilitation – hierzu zählt insbesondere auch der Einsatz von (Pflege-)Hilfsmitteln –zielen darauf ab, den Zeitpunkt von Pflegebedürftigkeit oder Behinderung hinauszuschieben oder – wie hier *in Fall 3 bei Verena* – die Folgen einer bereits eingetretenen Pflegebedürftigkeit zu mindern. Im Idealfall wird durch sie sogar das Schicksal von Pflegebedürftigkeit ganz vermieden (vgl. a. *§ 5 Abs. 4 SGB XI*).

Dieser Vorrang von Rehabilitation und Prävention vor Pflege bezieht sich dabei *nicht nur* auf die Frage, wer vorrangig (Pflege-)Hilfsmittel vorzuhalten und damit auch zu finanzieren hat, sondern stellt weit darüber hinaus *sämtliche* Leistungen der sozialen Pflegeversicherung unter diesen Vorbehalt.

Die versicherte Person, selbst wenn sie bereits zunächst nach den Feststellungen des MDK-Gutachtens in einen der fünf Pflegegrade eingestuft worden sein sollte, kann daher nicht unbedingt darauf vertrauen, dass sie die bereits zuerkannten Leistungen der sozialen Pflegeversicherung auch unangefochten und für unbegrenzte Zeit weiter erhalten wird. Hier ist auf die nachfolgende Vorschrift zu verweisen:

§

§ 5 Abs. 6 Sozialgesetzbuch Elftes Buch

Die Leistungsträger haben im Rahmen ihres Leistungsrechts auch nach Eintritt der Pflegebedürftigkeit ihre Leistungen zur medizinischen Rehabilitation und ergänzenden Leistungen in vollem Umfang einzusetzen und darauf hinzuwirken, die Pflegebedürftigkeit zu überwinden, zu mindern sowie eine Verschlimmerung zu verhindern.

5.2.3 Gesonderte Präventions- und Rehabilitationsempfehlung

Dass der Gesetzgeber es mit der praktischen Umsetzung dieses sehr ambitionierten Ziels ernst meint und sich sogar pflegebedürftige Menschen von den Leistungen der sozialen Pflegeversicherung wieder emanzipieren können sollen, unterstreicht folgende Vorschrift:

§

§ 18 a Absatz 1 Satz 1 SGB Elftes Buch

Spätestens mit der Mitteilung der Entscheidung über die Pflegebedürftigkeit leitet die Pflegekasse dem Antragsteller die gesonderte Präventions- und Rehabilitationsempfehlung des Medizinischen Dienstes [...] zu und nimmt umfassend und begründet dazu Stellung, inwieweit auf der Grundlage der Empfehlung die Durchführung einer Maßnahme zur Prävention oder medizinischen Rehabilitation angezeigt ist.

Diese Vorschrift wurde erst mit Inkrafttreten des *Pflegeneuausrichtungsgesetzes* Anfang 2013 eingefügt. Daraus erklärt sich auch, dass der MDK seither verstärkt selbst in den Fällen, in denen die mit den Versicherten am besten vertrauten Pflegekräfte einer Verbesserung des Status quo skeptisch gegenüberstehen, Rehabilitationsmaßnahmen mehr denn je in Erwägung zieht. Es ist der Pflegekasse vorbehalten, diese gesonderte Rehabilitationsempfehlung dann ggf. an die zuständigen Träger der Rehabilitation – etwa die zuständigen Krankenkassen oder Rentenversicherungsträger –weiterzuleiten.

Allerdings geschieht dies grundsätzlich nur dann, sofern die Versicherten selbst hierin einwilligen (vgl. a. *§ 18 a Abs. 1 Satz 2 SGB XI*). Indessen sollten sich die Betroffenen darüber im Klaren sein, dass sie insofern *Mitwirkungspflichten* unterliegen, die bereits im Allgemeinen Teil des Sozialgesetzbuches, das für alle Sozialleistungen Geltung beansprucht, vorgesehen sind und denen sie sich nicht dauerhaft entziehen können:

§ 60 Absatz 1 Satz 1 Ziff 1 und 2 SGB Erstes Buch

§

Wer Sozialleistungen beantragt oder erhält, hat

1. *Alle Tatsachen anzugeben, die für die Leistung erheblich sind und auf Verlangen des zuständigen Leistungsträgers der Erteilung der erforderlichen Auskünfte durch Dritte zuzustimmen,*
2. *Änderungen in den Verhältnissen, die für die Leistung erheblich sind oder über die im Zusammenhang mit der Leistung Erklärungen abgegeben worden sind, unverzüglich mitzuteilen.*

Derartige Tatsachen, die eine Neubewertung im Hinblick auf den berechtigten Bezug von Leistungen der sozialen Pflegeversicherung rechtfertigen könnten, können eben auch den weiterreichenden Rehabilitationsempfehlungen zu entnehmen sein. Letzten Endes können sich Versicherte daher nicht dauerhaft den sich als aussichtsreich benannten Bemühungen einer medizinischen Rehabilitation versagen. Auf Leistungen der sozialen Pflegeversicherung besteht eben nicht schrankenlos Anspruch, sondern diese stellen sich als nachrangig gegenüber denjenigen der anderweitig einbezogenen Rehabilitationsträger dar.

Verena hat in Fall 3 das verordnete Hilfsmittel tatsächlich bei der Krankenkasse als ausschließlich leistungsverpflichtetem Versicherungsträger beantragt, denn der nachgefragte Rollstuhl dient dem Ausgleich einer Behinderung und wird nicht nur als reiner Pflegerollstuhl benutzt bzw. benötigt. Die Ignoranz der Krankenkasse kann daher keineswegs mit deren vermeintlicher Leistungsunzuständigkeit in Verbindung gebracht werden, wie Verena befürchtete. Es ist daher tatsächlich ihr gutes Recht, von ihrer Krankenkasse zu erwarten, dass diese ihr den Rollstuhl über ein mit dieser kooperierendes Sanitätsfachhaus ausliefern lässt. Dies ist Ausfluss des Sachleistungsprinzips, wonach der anspruchsberechtigte Versicherte sich die Leistung als solche grundsätzlich nicht selbstbeschaffen muss!

5.2.4 Selbstbeschaffungsrecht

Grundsätzlich hat die Krankenkasse über jedweden Antrag auf Leistungen zügig, spätestens bis zum Ablauf von drei Wochen nach Antragseingang oder in jenen Fällen, in denen eine gutachtliche Stellungnahme, insbesondere des medizinischen Dienstes der Krankenversicherung eingeholt wird, innerhalb von fünf Wochen nach Antragseingang zu entscheiden (vgl. a. *§ 13 Abs. 3 a Satz 1 SGB V*).

Für Verena in Fall 3 ist es daher sowohl in tatsächlicher als auch in rechtlicher Hinsicht wichtig zu erfahren, wie sie sich verhalten kann, ob sie sich als Leistungsberechtigte insbesondere die begehrte Leistung selbst beschaffen kann, wenn ihr der Rollstuhl – wie hier geschehen – nicht zeitnah zur Verfügung gestellt wird.

Grundsätzlich wurde der antragstellenden Person die Befugnis zur Leistungsdeckung aus Eigeninitiative über lange Zeit hinweg nur dann zuerkannt, wenn die Krankenkasse eine »Leistung nicht rechtzeitig erbringen konnte oder sie eine Leistung zu Unrecht abgelehnt« hatte. Sofern infolgedessen der versicherten Person dadurch dann in der Folge für die selbstbeschaffte Leistung Kosten entstanden waren, waren diese von der Krankenkasse in der entstandenen Höhe zu erstatten, allerdings nur soweit die Leistung notwendig war.

Das Gesetz selbst geht daher generell vom *Recht auf Selbstbeschaffung* beanspruchter Leistungen unter diesen Voraussetzungen aus. Jedoch barg dieses Vorgehen noch immer unvermeidliche Risiken in sich, die die Versicherten dabei eingingen (vgl. a. *§ 13 Abs. 3 Satz 1 SGB V*):

Denn in der Praxis war und ist die Selbstbeschaffung von Leistungen aus rein tatsächlichen Gründen in den meisten Fällen nicht ohne Mithilfe dritter Leistungserbringer, etwa eines ambulanten Pflegedienstes, möglich. Genau hierin lag aber bis dato das Risiko nahezu jeder Form der Eigenverschaffung:

Hätte beispielsweise Verena in Fall 3 als Leistungsberechtigte einen Leistungserbringer insoweit in Anspruch nehmen müssen, so etwa, wenn sie Maßnahmen in Form der medizinischen Behandlungspflege bei Beanspruchung der Häuslichen Krankenpflege abgerufen hätte, hätte sie dem von ihr frei gewählten ambulanten Pflegedienst das Entgelt für die vereinbarte Leistung auf Basis des mit diesem geschlossenen privatrechtlichen Behandlungsvertrages (Pflegevertrages), entsprechend geschuldet:

§

§ 630 a Absatz 1 Satz 1 Bürgerliches Gesetzbuch

Durch den Behandlungsvertrag wird derjenige, welcher die medizinische Behandlung eines Patienten zusagt (Behandelnder), zur Leistung der versprochenen Behandlung, der andere Teil (Patient) zur Gewährung der vereinbarten Vergütung verpflichtet, sofern nicht ein Dritter zur Zahlung verpflichtet ist.

Befreiung von eben dieser grundsätzlich bestehenden Zahlungsverpflichtung kann und konnte sie jedoch nur durch einen Kostenerstattungsanspruch gegenüber dem Sozialversicherungsträger erlangen. Dieser – hier die gesetzliche Krankenkasse – leistet jedoch stets nur unter dem Vorbehalt, dass die Anspruchsvoraussetzungen erfüllt sind. Diese sind aber regelmäßig im Falle der Selbstbeschaffung *vorab noch nicht geprüft* worden, insbesondere steht längst nicht immer zu diesem Zeitpunkt fest, ob die Leistung als solche zwingend erforderlich war (vgl. a. *§ 13 Abs. 3 Satz 1 SGB V*).

Die leistungsberechtigte Person trägt somit das Kostenrisiko, denn der behauptete Anspruch muss insoweit auch vom Kostenträger prinzipiell anerkannt worden sein.

Anders könnte es sich aber in einer Situation verhalten, die in Fall 3 eine abweichende Betrachtung erlaubt:

Denn genau eben jenes Risiko braucht in Fall 3 Verena möglicherweise nicht zu scheuen:

Denn hier besteht Veranlassung für eine abweichende Betrachtungsweise, da in dieser Konstellation die Krankenkasse als Leistungsträger nicht reagiert und auch darüber hinaus nichts veranlasst hat. Aus diesem völligen Untätigbleiben ergeben sich für Verena bemerkenswerte Perspektiven, die erst seit Anfang 2016 mit entsprechend neu geschaffenen Regeln eröffnet worden sind:

§ 13 Absatz 3a Satz 5 und Satz 6 Sozialgesetzbuch Fünftes Buch §

Kann die Krankenkasse Fristen nach Satz 1 […] nicht einhalten, teilt sie dies den Leistungsberechtigten unter Darlegung der Gründe rechtzeitig schriftlich mit. Erfolgt keine Mitteilung eines schriftlichen Grundes, gilt die Leistung nach Ablauf der Frist als genehmigt.

Genau diese Situation greift Fall 3 auf. Verena ist daher nicht genötigt, wie ansonsten erforderlich und üblich, die förmliche Genehmigung der durch den Arzt oder Pflegedienst eingereichten Verordnung durch ihre Krankenkasse abzuwarten. Vielmehr kommt es hier zu der im Gesetz benannten Genehmigungsfiktion, die vorliegend zu ihren Gunsten eingetreten ist: Dies nicht nur aufgrund der Tatsache, dass die Krankenkasse sich innerhalb der Dreiwochenfrist nicht zu irgendeiner Entscheidung über die von ihr begehrte Leistung durchringen konnte, sondern diese es darüber hinaus auch an einer ausführlicheren Darlegung von Gründen, die ihr Untätigbleiben hätten rechtfertigen können, vermissen ließ.

Anders als in den oben genannten Situationen trägt Verena nun auch kein Kostenrisiko mehr:

§ 13 Absatz 3a Satz 7 Satz Sozialgesetzbuch Fünftes Buch §

Beschaffen sich Leistungsberechtigte nach Ablauf der Frist eine erforderliche Leistung selbst, ist die Krankenkasse zur Erstattung der hierdurch entstandenen Kosten verpflichtet.

Im Ergebnis kann sich Verena daher – befreit von den herkömmlichen Risiken – den benötigten Rollstuhl selbst beschaffen. Hierbei ist sie nicht zwingend auf die Inanspruchnahme etwaiger Vertragspartner, etwa des Sanitätsfachhauses, das im Auftrag ihrer Krankenkasse deren Hilfsmittelbestände treuhänderisch eingelagert hat, angewiesen. Vielmehr könnte sie sich auch an einen anderen Anbieter wenden.

5.2.5 Sonderfall: Gewährung von Hilfsmitteln in stationären Pflegeeinrichtungen

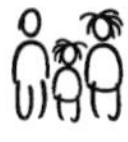

Fall 4

Der in einer vollstationären Pflegeeinrichtung lebende pflegebedürftige Versicherte Vincent benötigt dringend einen fahrbaren Rollstuhl, um sich, wenn irgend möglich, doch noch hier und da in der beschützenden Sphäre der Einrichtung fortbewegen zu können. Zwar sei er in der letzten Zeit zunehmend bettlägerig geworden, er versuche aber nach wie vor an der Gemeinschaftsverpflegung teilzunehmen. An hausinternen Veranstaltungen dagegen könne er sich kaum noch beteiligen.

Die angegangene gesetzliche Krankenkasse lehnt Vincents Antrag auf Bereitstellung des benötigten Hilfsmittels ab. Sie argumentiert, dass ein Leben in der Gemeinschaft für den alten Mann auch unter Zuhilfenahme des begehrten Rollstuhls nicht mehr aufrechterhalten werden könne. Vincent ist frustriert, da er einräumen muss, dass an eine Fortbewegung außerhalb der Einrichtung nicht mehr zu denken ist. Muss er die das Hilfsmittel versagende Haltung der Krankenkasse daher akzeptieren?

Im Laufe der vergangenen Jahrzehnte haben die Krankenkassen immer wieder versucht, Leistungsansprüchen der Versichertengemeinschaft aus unterschiedlichsten Gründen und Anlässen eine Absage zu erteilen. Zuweilen war von einer regelrechten Verweigerungskampagne der Kostenträger die Rede, die auch den Rechtsanspruch von Verbrauchern in stationären Pflegeeinrichtungen auf Gewährung einschlägig benötigter Hilfsmittel oft genug zum Scheitern verurteilt hatte.

Eines der hierin immer wieder verwendeten Argumente leiteten die Krankenkassen seinerzeit aus einer Forderung des Bundessozialgerichts ab. Dieses verlangte in einer Leitentscheidung, dass der Einsatz eines Hilfsmittels nicht nur hygienischen oder rein pflegerischen Zwecken dienen dürfe. Die versicherte Person müsse darüber hinaus durch das Hilfsmittel dazu in die Lage versetzt werden, *Grundbedürfnisse des täglichen Lebens* zu befriedigen. Dazu gehöre vor allem auch die *Teilnahme am gesellschaftlichen Leben*. Die Krankenkassen interpretierten diese Vorgabe der Rechtsprechung auf die ihnen eigene Art und Weise und verweigerten die Bereitstellung eines Hilfsmittels überall dort, wo den Versicherten auch unter Einsatz des Hilfsmittels eine derartige Teilhabe nicht mehr möglich war.

Dass diese Sichtweise den wahren Intentionen der obersten deutschen Sozialgerichtsbarkeit jedoch zuwiderlief, wurde bald offenbar. Denn das Bundessozialgericht sah lebenswichtige Grundbedürfnisse des täglichen

Lebens bereits auch dann als erfüllt an, wenn ein Hilfsmittel *bestimmte Pflegemaßnahmen erst ermöglichte, die für die elementare Lebensführung der Betroffenen unerlässlich sind und die ansonsten ohne den Einsatz des Hilfsmittels hätten unterbleiben müssen.*

In zahlreichen Verfahren hatten die betroffenen Versicherten, die den sozialgerichtlichen Klageweg beschritten hatten, unter Berufung hierauf auch Erfolg. Mit Inkrafttreten des so genannten *GKV-Wettbewerbsstärkungsgesetzes 2007* findet sich daher seitdem eine entsprechend geänderte Gesetzespassage wieder:

§ 33 Abs. 1 Satz 3 Sozialgesetzbuch Fünftes Buch

Der Anspruch auf Versorgung mit Hilfsmitteln zum Behinderungsausgleich hängt bei stationärer Pflege nicht davon ab, in welchem Umfang eine Teilhabe am Leben in der Gemeinschaft noch möglich ist.

§

Für den Versicherten Vincent in Fall 4 bedeutet dies, dass der Argumentation der Krankenkasse somit nun jegliche Grundlage entzogen worden ist. Denn auf seine Teilhabemöglichkeit kommt es nach dieser geänderten Vorschrift nun gerade nicht an. Allerdings ist Vincent zu raten, zeitnah gegen die ablehnende Entscheidung Widerspruch einzulegen. Dieser muss spätestens einen Monat nach Zugang des Bescheids erhoben worden sein. Sollte die Krankenkasse dessen ungeachtet keine Abhilfe schaffen, müsste er ggf. gegen den Widerspruchsbescheid innerhalb eines Monats Klage vor dem örtlich zuständigen Sozialgericht erheben;

Nach den Regeln des insoweit einschlägigen Sozialgerichtsgesetzes (SGG) müsste sich Vincent nicht einmal anwaltlich vertreten lassen, da es sich um ein Verfahren noch in erster Instanz handelte. Hier besteht kein Anwaltszwang.

5.2.6 Ablehnungsstrategien der Krankenkassen im Rahmen der Hilfsmittelversorgung

Weitere Argumente der Krankenkassen, die eine Ablehnung der Versorgung von Bewohnern mit Hilfsmitteln in stationären Pflegeeinrichtungen rechtfertigen sollten, werden hier kurz erörtert:

Zuweilen wurde vorgetragen, dass das beantragte Hilfsmittel, wie etwa eine Wechseldruckmatratze zur *Grundausstattung eines Pflegeheimplatzes* gehöre. Dem wurde häufig von den Sozialgerichten in erster Instanz bereits entgegengehalten, dass eine derartige Weichlagerungsmatratze eben nur bei ganz bestimmten gesundheitliche Einschränkungen erforderlich sei und aufgrund der jeweils individuell zu bestimmenden, unterschiedlichen Dispositionen der versicherten Personen von vorne herein schon nicht zur Grundausstattung einer stationären Pflegeeinrichtung gerechnet werden dürfe.

Ein Rechtsanspruch auf das begehrte Hilfsmittel besteht nämlich immer dann, wenn die spezifische Funktion des *§ 33 Satz 1 SGB V* durch den konkreten Einsatz des Hilfsmittels erfüllt wird.

Die benannte Wechseldruckmatratze dient funktionell der Sicherung der Krankenheilbehandlung nach dem SGB V. Dass gleichzeitig auch eine Funktion nach dem SGB XI – hier Linderung der Beschwerden (vgl. a. *§ 40 Abs. 1 Satz 1 SGB XI*) – zu bejahen ist, berührt nicht die grundsätzliche Leistungsverpflichtung der gesetzlichen Krankenkasse (vgl. a. *§ 40 Abs. 1 Satz 1 2. Halbsatz SGB XI*).

Daher kann auch ein auf die körperlichen Maße eines Bewohners zugeschnittener Rollstuhl nicht zur Grundausstattung der Pflegeeinrichtung gezählt werden. Er ist zum Ausgleich eines körperlichen Funktionsdefizits geeignet, aber auch im Einzelfall notwendig. Insoweit genügt es, dass durch ihn die beeinträchtigte Körperfunktion ermöglicht, ersetzt, erleichtert oder ergänzt wird.

Darüber hinaus aber leiten die Krankenkassen eine originäre Leistungsverpflichtung der stationären Pflegeeinrichtungen im Hinblick auf das Zurverfügungstellen von Hilfsmitteln noch aus einem anderen Gedanken ab:

Sie argumentieren, dass hier mit dem Pflegesatz, der mit der Einrichtung verhandelt und vereinbart wurde, nicht nur die pflegebedingten Aufwendungen oder die der Betreuung abgegolten seien, sondern darüber hinaus auch die der *medizinischen Behandlungspflege* (vgl. a. *§ 43 Abs. 2 Satz 1 SGB XI*).

Tatsächlich wird nach dieser Vorschrift die Behandlungspflege im stationären Bereich als mit dem Pflegesatz abgegolten angesehen, was sicherlich eine vom Gesetzgeber in Kauf genommene Schlechterstellung der stationären Pflege bewirkt.

Die Krankenkassen behaupten nun in diesem Zusammenhang, dass auch die Bereitstellung von Hilfsmitteln quasi Bestandteil der medizinischen Behandlungspflege sei. Diese seien deshalb – unter Hinweis auf die alleinige Finanzverantwortung der Pflegekassen – ebenfalls bereits vorab mit dem gewährten Pflegesatz der Einrichtung vergütet worden. Aus dieser zunächst plausibel erscheinenden Schlussfolgerung leiten sie eine entsprechende alleinige Bringschuld der stationären Pflegeeinrichtungen ab.

Diese einseitige Auffassung verkennt indessen, dass der Hilfsmittelbegriff nach dem SGB V, wie er weiter oben bereits erläutert wurde, weit über den der medizinischen Behandlungspflege hinausgeht. Danach bezwecken Hilfsmittel eben zusätzlich den Ausgleich einer Behinderung und sind nicht nur rein pflegerischen Zwecken zu dienen bestimmt.

5.2.7 Sonderproblem: Hilfsmittelgewährung im Stadium der Prophylaxe

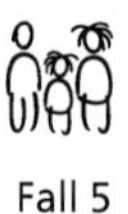

Fall 5

Die hochbetagte Versicherte Veronica leidet an Dermatiden. Sie wird zuhause von ihrem Sohn Silvio aufopfernd gepflegt. Silvio befürchtet nun, nachdem seine Mutter bettlägerig geworden ist, dass diese durch das lange

Liegen einen Dekubitus entwickeln werde. Eine entsprechende Stelle deutet auf diese, wie Silvio einschätzt, unvermeidbare Entwicklung hin.

Er beantragt daraufhin als zivilrechtlich Bevollmächtigter im Namen seiner Mutter bei deren Krankenkasse die Bereitstellung und Auslieferung einer Antidekubitusmatratze. Zuvor hatte er mit dem seine Mutter behandelnden Hausarzt Rücksprache gehalten, der Silvio darauf hinweist, dass die Krankenkassen sich »schwer damit täten«, an sich geeignete Hilfsmittel, die er als Arzt befürworten würde, bereits in diesem frühen Stadium zu bewilligen. Eine entsprechend durch ihn ausgestellte Verordnung würde wohl nicht genehmigt werden.

Silvio hält dem entgegen, dass es bei der Formulierung der Verordnung auf bestimmte Schlagwörter ankäme, die diesem Problem wirksam begegnen könnten.

Wie in den oben beschriebenen Konstellationen der *Fälle 3* und *4* wäre prinzipiell die Krankenkasse für die Gewährung des beantragten Hilfsmittels zuständig.

Zwar ist insofern auch eine Funktion nach SGB XI gegeben – nämlich »Linderung der Beschwerden« (vgl. a. *§ 40 Abs. 1 Satz 1 SGB XI*) – doch greift auch insoweit der Vorrang der Leistungen der Krankenversicherung ein: die Anti-Dekubitusmatratze wird im allgemeinen benötigt, um den *Erfolg einer Krankenbehandlung zu sichern* (vgl. a. *§ 33 Abs. 1 Satz 1 SGB V*). Der hierin zum Ausdruck gebrachte Wortlaut lässt die Krankenkassen den einseitigen Standpunkt vertreten, dass Versicherte nur dann Anspruch auf Hilfsmittelversorgung besäßen, wenn eine Erkrankung als solche bereits quasi vollendet in Erscheinung getreten wäre. Eine Gewährung von Hilfsmitteln im wesentlich früheren Stadium der Prophylaxe sei dagegen hieraus nicht abzuleiten.

Fraglich ist jedoch, ob diese einengende Sichtweise der Krankenkassen darüber, was zur *Sicherung der Krankenbehandlung* gehöre, zutreffend ist. Denn man muss sich vergegenwärtigen, dass andere Normen im Recht der gesetzlichen Krankenversicherung es ermöglichen, die Grundregel des *§ 33 Abs. 1 Satz 1 SGB V* in einem ganz anderen Licht zu interpretieren. In ihnen nämlich wird deutlich, dass die Verweigerungspraxis der Krankenkassen in dieser rigiden Form keinen Bestand mehr haben kann.

Dass mit *Erfolg der Krankenbehandlung* auch ein vorgelagertes Stadium gemeint sein muss, erschließt sich zum einen zunächst aus dem Wortlaut der folgenden Vorschrift:

§ 27 Absatz 1 Satz 1 und Satz 2 Ziff. 3 Sozialgesetzbuch Fünftes Buch §

Versicherte haben Anspruch auf Krankenbehandlung, wenn sie notwendig ist, um eine Krankheit zu erkennen, zu heilen, ihre Verschlimmerung zu verhüten oder Krankheitsbeschwerden zu lindern.
Die Krankenbehandlung umfasst […]
3. Versorgung mit Arznei-, Verband-, Heil- und Hilfsmitteln […]

Hier wird der Erfolg der Krankenbehandlung schon darin gesehen, dass eine Schadensbegrenzung gelingt. Bereits dann dürften demnach den Versicherten die begehrten Hilfsmittel nicht mehr vorenthalten werden.

Allerdings vermag die in dieser Norm zum Ausdruck kommende vorgelagerte Anspruchsberechtigung noch nicht völlig zu beweisen, dass damit tatsächlich das Stadium der Prophylaxe angesprochen ist. Denn auch diese Vorschrift geht von der Feststellung einer Erkrankung als solcher aus. Dementsprechend machen die Krankenkassen ja die Gewährung der einschlägig benötigten Hilfsmittel wenigstens vom Nachweis eines *Dekubitus Ersten Grades* abhängig

Der *Leistungskatalog* der gesetzlichen Krankenversicherung bezieht aber seit jeher auch jene Leistungen mit ein, die maßgeblich zur Prävention einer Krankheit beitragen. Das von den Krankenkassen einzuhaltende Kriterium »*Sicherung des Erfolgs der Krankenbehandlung*« muss daher bereits in einem zeitlich vorgelagerten, früheren Stadium als erfüllt angesehen werden. Genau dieser Sichtweise trägt auch das Recht der gesetzlichen Krankenversicherung in einer weiteren beachtenswerten Norm zwingend Rechnung:

§

§ 23 Absatz 1 Ziff. 1 Sozialgesetzbuch Fünftes Buch

Versicherte haben Anspruch auf ärztliche Behandlung und Versorgung mit Arznei-, Verband-, Heil- und Hilfsmitteln, wenn diese notwendig sind,
1. eine Schwächung der Gesundheit, die in absehbarer Zeit voraussichtlich zu einer Krankheit führen würde, zu beseitigen […].

Aus diesen gesetzlichen Formulierungen wird nun deutlich, dass eine *erfolgreich abzusichernde Krankenbehandlung* auch das *Stadium der Prophylaxe* umfassen muss.

Bei der Verordnung des einschlägig benötigten Hilfsmittels für die Versicherte Veronica in Fall 5 sollte sich der verordnende Arzt daher bei Abfassung der Verordnung von den in dieser Vorschrift benannten maßgeblichen Kriterien leiten lassen, die im konkreten Einzelfall die Notwendigkeit des zu verschreibenden Hilfsmittels belegen.

Ausreichend ist danach

- eine bloße Schwächung der Gesundheit,
- die ihrerseits in absehbarer Zeit, d. h. erst in relativ naher Zukunft,
- voraussichtlich zu einer Krankheit führte; das bedeutet, es muss lediglich mit einer gewissen Wahrscheinlichkeit, nicht aber etwa mit Sicherheit, zu einem späteren Eintritt der befürchteten Erkrankung kommen, um die Notwendigkeit der Verschreibung hinreichend zu begründen.

Selbstverständlich muss ihr Hausarzt den entsprechenden Gesetzeswortlaut bei seiner Wortwahl nicht identisch übernehmen; es wäre aber sehr hilfreich, wenn er hier bereits gleichlautende Akzente setzen würde. Ggf. muss Silvio innerhalb eines Monats gegen einen möglichen ablehnenden Bescheid Widerspruch erheben. In seiner dort verfassten Begründung sollte er sich auf die vorstehend benannten Normen sowie deren Wortlaut berufen!

Die Versicherte Veronica hat danach einen Rechtsanspruch auf Krankenunterlagen, die in direktem Zusammenhang mit der Behandlung einer Krankheit erforderlich sind. Dies gilt ausdrücklich auch für den Fall, dass der Einsatz des Hilfsmittels lediglich dazu beitragen soll und kann, der Schwächung der Gesundheit vorzubeugen (vgl. a. *§ 27 Sätze 1 und 2 SGB V* in Verbindung mit *§ 23 Abs. 1 Ziff. 1 SGB V*).

Anders verhielte es sich, falls Veronica lediglich inkontinent wäre. Bei lediglich bestehender Harninkontinenz hätte ihr Hausarzt ihr dann Einwegunterlagen nicht ohne besondere Begründung verordnen können. Denn ansonsten wären diese Hilfsmittel als bloße *Gebrauchsgegenstände des täglichen Lebens* anzusehen, die zwar einerseits der Pflege zu dienen bestimmt sind, andererseits aber weder direkt noch indirekt einen Bezug zur Behandlung einer Krankheit aufwiesen (vgl. a. *§ 33 Abs. 1 Satz 1 2. Halbsatz SGB V*).

Somit wäre die auch insoweit angelegte Schwächung der Gesundheit in dieser Variante dann nicht mehr ohne weiteres geeignet, eine Erkrankung in einem späteren Stadium auszulösen.

Unberührt hiervon bliebe allerdings der Anspruch Veronicas auf Gewährung von Inkontinenzmaterialien (als *Pflegehilfsmittel*), sofern sie pflegebedürftig wäre. Insoweit würden die Leistungen der sozialen Pflegeversicherung Platz greifen.

Hier existiert eine Kostenregelung:

§

§ 40 Abs. 2 Satz 1 Sozialgesetzbuch Elftes Buch

Die Aufwendungen der Pflegekassen für zum Verbrauch bestimmte Pflegehilfsmittel dürfen monatlich den Betrag von 40 € nicht übersteigen.

5.3 Weitere pflegerelevante Anspruchsgrundlagen

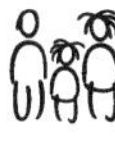

Fall 6

Die Versicherte Vanessa, eine vormals agile Endvierzigerin gilt seit wenigen Jahren krankheitsbedingt als vollerwerbsgemindert (= Restleistungsvermögen von unter drei Stunden werktäglich!).

Sie bezieht seither eine relativ geringe Rente bei voller Erwerbsminderung über die Deutsche Rentenversicherung Bund, den für sie zuständigen Rentenversicherer (vgl. a. *§ 43 Abs. 2 SGB VI*) sowie ergänzende Leistungen der Sozialhilfe in Form der Grundsicherung bei Erwerbsminderung nach *§ 41 Abs. 1 SGB XII*. Gesetzlich krankenversichert ist sie bei einer Allgemeinen Ortskrankenkasse.

Am 2. März 2020 erleidet sie zuhause einen Unfall. Sie verständigt ihre Hausarztpraxis, dass sie außerstande ist, sich ohne fremde Hilfe außer Haus zu bewegen. Noch am selben Nachmittag erscheint ihr Hausarzt bei ihr vor Ort. Rasch stellt dieser fest, dass eine Krankenhauseinweisung Vanessas angesichts der Schwere der festgestellten Verletzungen unumgänglich ist. Wenig später findet sich Vanessa im Krankenhaus wieder, wo sie insgesamt 10 Tage – bis einschließlich 12. März – behandelt wird.

Nach ihrer Entlassung begibt sie sich wieder in die Obhut ihres Arztes, der ihr ein verschreibungspflichtiges Medikament zum Preis von 160 € verordnet. Darüber hinaus verschreibt er ihr – zur Sicherung der ärztlichen Heilbehandlung, wie er sich ausdrückt – sogenannte Häusliche Krankenpflege im Rahmen einer Erstverordnung für die Dauer von zunächst 14 Tagen. Die Kosten hierfür werden pro Tag mit 27 € zu veranschlagen sein, wie der Arzt ihr auf Nachfrage erklärt.

Vanessa, die aufgrund ihrer Schädigungen als chronisch krank gilt, hatte bislang im laufenden Jahr 2020 noch keinerlei Behandlung in Anspruch genommen.

Sie möchte Folgendes wissen:

1. In welcher Höhe hätte sie die dabei anfallenden Kosten – ohne Berücksichtigung ihrer Einkommenslage – zu tragen?
2. Bestehen Möglichkeiten, einen Teil dieser Kosten für sie als Grundsicherungsempfängerin von »anderer Seite« übernehmen zu lassen?

5.3.1 Anspruch auf Krankenhausbehandlung

Im Rahmen des oben in Fall 6 geschilderten Sachverhalts sollen neben der Komplexität der Leistungen der gesetzlichen Krankenversicherung jeweils auch die damit für die Versicherten verbundenen Kostenfolgen erläutert werden.

Darüber hinaus werden in diesem Zusammenhang auch weitere Schnittstellen zu anderen Sozialleistungen angesprochen.

Jede versicherte Person hat bei Inanspruchnahme einer vertragsärztlichen bzw. zahnärztlichen Behandlung eine auf sie ausgestellte Versichertenkarte vorzulegen. In vollstationären Pflegeeinrichtungen hat sich das Aufstellen von Lesegeräten für die Versichertenkarten angesichts einer Vielzahl zu bewältigender Visitationen bewährt.

In besonders gelagerten Fällen umfasst der Anspruch der Versicherten auch die Krankenhausbehandlung:

§ 39 Abs. 1 Satz 1 Sozialgesetzbuch Fünftes Buch

Versicherte haben Anspruch auf vollstationäre oder stationsäquivalente Behandlung durch ein nach § 108 zugelassenes Krankenhaus, wenn die Aufnahme oder die Behandlung im häuslichen Umfeld nach Prüfung durch das Krankenhaus erforderlich ist, weil das Behandlungsziel nicht durch teilstationäre, vor- und nachstationäre oder ambulante Behandlung einschließlich häuslicher Krankenpflege erreicht werden kann.

Dieser gesetzlich geregelte Anspruch steht somit unter dem Vorbehalt, dass die anderen, vorrangig zu erbringenden Versorgungsformen das Behandlungsziel verfehlen. Das bedeutet, dass innerhalb der Anspruchsgrundlagen nach dem SGB V die *Krankenhausbehandlung nur nachrangig* in Frage kommt!

Die *Nachrangigkeit* von Leistungen gewinnt daher nicht nur – wie oben angedeutet – im Verhältnis von Leistungen unterschiedlicher Sozialversicherungsträger an Bedeutung, sondern sie ist auch innerhalb *ein und desselben* Sozialversicherungsträgers, hier der gesetzlichen Krankenversicherung, zu beachten Die Nachrangigkeit der Krankenhausversorgung gegenüber anderen denkbaren Leistungen belegt anschaulich, dass auch hier – wie im Recht der sozialen Pflegeversicherung – der Grundsatz »ambulant vor stationärr« gilt:

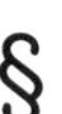

§ 3 Sozialgesetzbuch Elftes Buch

Die Pflegeversicherung soll mit ihren Leistungen vorrangig die häusliche Pflege und die Pflegebereitschaft der Angehörigen und Nachbarn unterstützen, damit die Pflegebedürftigen möglichst lange in ihrer häuslichen Umgebung bleiben können. Leistungen der teilstationären Pflege und Kurzzeitpflege gehen den Leistungen der vollstationären Pflege vor.

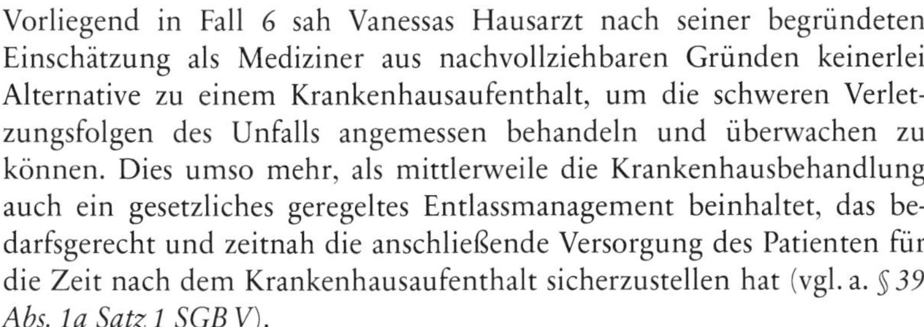

Vorliegend in Fall 6 sah Vanessas Hausarzt nach seiner begründeten Einschätzung als Mediziner aus nachvollziehbaren Gründen keinerlei Alternative zu einem Krankenhausaufenthalt, um die schweren Verletzungsfolgen des Unfalls angemessen behandeln und überwachen zu können. Dies umso mehr, als mittlerweile die Krankenhausbehandlung auch ein gesetzliches geregeltes Entlassmanagement beinhaltet, das bedarfsgerecht und zeitnah die anschließende Versorgung des Patienten für die Zeit nach dem Krankenhausaufenthalt sicherzustellen hat (vgl. a. *§ 39 Abs. 1a Satz 1 SGB V*).

Vanessa könnte sich daher auch dieses Anspruchs auf Unterstützung durch ein adäquates Entlassmanagement gegenüber ihrer gesetzlichen Krankenkasse, hier der AOK, versichern.

Allerdings muss sie sich – ungeachtet ihrer Beitragsverpflichtung – in angemessener Weise an den Kosten ihrer zehntägigen Krankenhausbehandlung beteiligen. Wie nahezu jede andere Anspruchsgrundlage aus dem Leistungskatalog der gesetzlichen Krankenversicherung, enthält auch diese eine entsprechende Kostentragungsregelung:

§

§ 39 Absatz 4 Satz 1 Sozialgesetzbuch Fünftes Buch

Versicherte, die das achtzehnte Lebensjahr vollendet haben, zahlen vom Beginn der vollstationären Krankenhausbehandlung an innerhalb eines Kalenderjahres für längstens 28 Tage den sich nach § 61 Satz 2 ergebenden Betrag je Kalendertag an das Krankenhaus.

§ 61 Satz 2 Sozialgesetzbuch Fünftes Buch

Als Zuzahlungen zu stationären Maßnahmen werden je Kalendertag 10 Euro erhoben.

Vanessa müsste daher für den insgesamt zehntägigen Krankenhausaufenthalt 100 € begleichen.

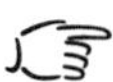

Mittlerweile besteht eine *Rechtspflicht der Krankenkassen*, wonach diese den laut Landesrahmenplan zugelassenen Krankenhäusern unmittelbar nach Anzeige der Behandlungsaufnahme des Patienten einen eventuell bereits bestehenden Pflegegrad mitteilen müssen (vgl. a. *§ 301 Abs. 2 a SGB V*).

Diese Vorschrift ist seit Inkrafttreten des sogenannten *Pflegepersonalstärkungsgesetzes Anfang 2019* bindend!

5.3.2 Anspruch auf Arzneimittel – Kostenregelung

Versicherte haben nach dem oben angeführten Sachleistungsprinzip Anspruch auf Versorgung mit verschreibungspflichtigen Arzneimitteln, sofern diese nicht ausdrücklich durch Gesetz, Rechtsverordnung oder entsprechende Richtlinien des sogenannten *Gemeinsamen Bundesausschusses* ausgeschlossen sind (vgl. a. *§ 34 Abs. 1 SGB V*).

Neu anzuwendende Produkte und Medikamente müssen sich ausschließlich an ihrem Nutzen und ihren Kosten messen lassen. Per Gesetz sind danach vor allem so genannte »Life-Style-Präparate« ausgeschlossen (vgl. a. *§ 34 Abs. 1 Sätze 7 und 8 SGB V*).

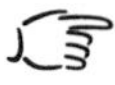

Auch homöopathische Mittel, die im Zusammenhang mit der Behandlung von Krebspatienten durchaus sinnvoll im Rahmen einer für diese befürworteten Therapie zum Einsatz kommen, sind prinzipiell von diesem Leistungsausschluss betroffen. Sie werden jedoch – entsprechend den sogenannten *Richtlinien des Gemeinsamen Bundesausschusses* – auch dann als an sich nicht verschreibungspflichtige Arzneimittel verordnet, wenn sie bei der Behandlung schwerwiegender Krankheiten als Therapiestandard gelten. Unter dieser Voraussetzung und bei entsprechender Begründung durch den Vertragsarzt können sie über diesen ausnahmsweise verordnet werden (vgl. a. *§ 34 Abs. 1 Satz 2 SGB V*).

Als unmittelbare Folge der *Gesundheitsreform des Jahres 2007* ist jeweils vor der Inanspruchnahme einer innovativen Arzneimitteltechnik zwingend eine ärztliche Zweitmeinung einzuholen. Im Interesse der Patientensicherheit wird die oft risikoträchtige Verordnung moderner Präparate an deren sinnvollen Einsatz gekoppelt (vgl. a. *§§ 35 a bis 35 c SGB V*).

Exkurs: Kostendämpfung im Gesundheitswesen

Mit Inkrafttreten des Arzneimittelversorgungs-Wirtschaftlichkeitsgesetzes hat der Gesetzgeber versucht, den freieren Wettbewerb um günstige Arzneimittelpreise zu entfachen:

Seither ist es möglich, Arzneimittel, deren Preis um 30 % unterhalb der Festbetragsregelungen, d. h. jener Höchstbeträge liegen, bis zu denen sich die Krankenkassen an der Erstattung bereit sind zu beteiligen, von der Zuzahlung durch die Versicherten zu befreien. Tatsächlich kam es damals in der Folgezeit nach Inkrafttreten dieser Regelungen zu einer Absenkung der Preise durch die Hersteller.

Schon zuvor bestand allerdings bereits die Möglichkeit, zugunsten der Krankenversicherten günstigere *Rabattverträge* zu vereinbaren. Hier waren die gesetzlichen Krankenversicherer als bedeutendste Abnehmer, stellvertretend für Millionen von Versicherten dazu befähigt, über ein Milliardenvolumen preisbewusst zu verhandeln.

Mit der Umstellung der Arzneimittelpreise auf Höchstpreise besitzen zudem die Apotheker die Möglichkeit, niedrigere Preise mit Herstellern auszuhandeln. Bei Verfehlen des vorgegebenen Einsparvolumens sollten die Apotheker selbst den Differenzbetrag durch einen entsprechend erhöhten Kassenrabatt tragen.

Auch hinsichtlich des ihr verordneten Präparats muss sich die Versicherte Vanessa aus Fall 6 mit einem eigenständigen Kostenbeitrag beteiligen:

§ 31 Absatz 3 Satz 1 Sozialgesetzbuch Fünftes Buch §

Versicherte, die das achtzehnte Lebensjahr vollendet haben, leisten an die abgebende Stelle zu jedem zu Lasten der gesetzlichen Krankenversicherung verordneten Arznei- und Verbandsmittel als Zuzahlung den sich nach § 61 Satz 1 ergebenden Betrag, jedoch nicht mehr als die Kosten des Mittels.

§ 61 Satz 1 Sozialgesetzbuch Fünftes Buch

Zuzahlungen, die Versicherte zu leisten haben, betragen 10 vom Hundert des Abgabepreises, mindestens jedoch 5 Euro und höchstens 10 Euro; allerdings jeweils nicht mehr als die Kosten des Mittels.

Vanessa muss daher für das ihr verordnete Schmerzmittel weitere 10 € aufbringen

5.3.3 Anspruch auf Häusliche Krankenpflege

Die *Häusliche Krankenpflege* stellt eine der wichtigsten Anspruchsgrundlagen im Gefüge des Leistungsrechts der gesetzlichen Krankenversicherung dar, denn sie trägt maßgeblich dazu bei, ansonsten nötige Arztkonsultationen oder Krankenhausbehandlungen abzuwenden.

Im Zuge der *Gesundheitsreform 2007* erhielten auch die innerhalb einer Familie oder die in *Wohngemeinschaften* bzw. in den sich neu etablierenden *Wohnformen* lebenden Menschen – in Erweiterung des ursprünglich engen Häuslichkeitsbegriffs – einen Rechtsanspruch auf Leistungen der Häuslichen Krankenpflege vermittelt und werden seither den Versicherten, die in ihren Privathaushaltungen verblieben sind, gleichgestellt.

Zudem wird in bestimmten, näher benannten Ausnahmefällen Häusliche Krankenpflege auch in *vollstationären Pflegeeinrichtungen* erbracht.

Ein Versicherter erhält somit in all diesen Konstellationen, sofern er von einer Erkrankung betroffen ist, nicht nur ärztliche Behandlung, sondern auch pflegerische Betreuungsleistungen.

Stets zu beachten ist daher, dass Häusliche Krankenpflege grundsätzlich *jeweils immer nur im Zusammenhang mit einer notwendigen ambulanten ärztlichen Behandlung gewährt* wird. Allein der Umstand, dass beispielsweise eine pflegebedürftige Person Leistungen, etwa gerichtet auf die Erbringung körperbezogener Pflegemaßnahmen (= frühere Grundpflege!) benötigt, begründet daher noch keinen Anspruch auf Leistungen der Häuslichen Krankenpflege.

Konkretisiert werden deren Voraussetzungen im Einzelnen in der *Richtlinie zur Verordnung Häuslicher Krankenpflege*, zuletzt in der Fassung vom 20. Juni 2019.

5.3.3.1 Sogenannte Vermeidungspflege

Lange Zeit über kam die Häusliche Krankenpflege lediglich in zwei Erscheinungsformen vor, die unterschiedliche Zwecke verfolgten und sich auch dem Umfange nach unterschieden:

§ 37 Absatz 1 Satz 1 Sozialgesetzbuch Fünftes Buch §

Versicherte erhalten in ihrem Haushalt, ihrer Familie oder sonst an einem geeigneten Ort, insbesondere in betreuten Wohnformen, Schulen und Kindergärten, bei besonders hohem Pflegebedarf auch in Werkstätten für behinderte Menschen neben der ärztlichen Behandlung häusliche Krankenpflege durch geeignete Pflegekräfte, wenn Krankenhausbehandlung geboten, aber nicht ausführbar ist, oder wenn sie durch die häusliche Krankenpflege vermieden oder verkürzt wird.

Bemerkenswert ist, dass diese *Vermeidungspflege* genannte Leistungsart ihrem Umfange nach nicht nur, wie im Leistungssystem SGB V zu erwarten wäre, *medizinische Behandlungspflege* beinhaltet, sondern der versicherten Person darüber hinaus auch *Grundpflege* und *hauswirtschaftliche Versorgung* einräumt. Letztere stellen jedoch Leistungen dar, die eigentlich nur von der Pflegekasse bei Pflegebedürftigkeit nach SGB XI vermittelt werden.

Der Leistungsrahmen, den das SGB V hier jedoch bereit ist auszufüllen, überwindet insofern die systemimmanenten Schranken zweier unterschiedlicher Sozialversicherungsträger.

§ 37 Absatz 1 Satz 3 Sozialgesetzbuch Fünftes Buch §

Die häusliche Krankenpflege umfasst die im Einzelfall erforderliche Grund- und Behandlungspflege sowie hauswirtschaftliche Versorgung.

Die einschlägige Richtlinie stellt in diesem Zusammenhang noch einmal klar, dass diese letztgenannten Leistungen im Rahmen der Krankenhausvermeidungspflege nur im Zusammenhang mit zugleich erforderlicher Behandlungspflege verordnet werden können (vgl. a. *§ 2 a Ri HKP*).

Diese gesetzliche Pflichtleistung ist der versicherten Person für bis zu vier Wochen zu gewähren, kann aber in besonders vom MDK begründeten Ausnahmefällen auch darüber hinaus zeitlich ausgedehnt werden (vgl. a. *§ 37 Abs. 1 Sätze 4 und 5 SGB V*).

Die Inanspruchnahme von Häuslicher Krankenpflege in Form der Vermeidungspflege ist in Fall 6 Vanessa allerdings verwehrt, da ja in ihrer Person der sicherlich belastende Krankenhausaufenthalt gerade nicht mehr vermieden werden konnte!

5.3.3.2 Sogenannte Sicherungspflege

§ 37 Absatz 2 Satz 1 Sozialgesetzbuch Fünftes Buch §

Versicherte erhalten in ihrem Haushalt, ihrer Familie oder sonst an einem geeigneten Ort, [...] als häusliche Krankenpflege Behandlungspflege, wenn diese zur Sicherung des Ziels der ärztlichen Behandlung erforderlich ist.

Ob diese zweite Spielart, in der Häusliche Krankenpflege in Erscheinung treten kann, bleibt demnach im Rahmen des zu erwartenden Leistungsumfangs, da sie grundsätzlich auf die Erbringung *medizinischer Behandlungspflege* beschränkt ist.

Im Vordergrund steht insoweit der Handlungsauftrag, den Pflegekräfte im Rahmen der *Delegation* wahrzunehmen und auszufüllen haben. Als sogenannte Delegaten wirken sie unmittelbar an den vom ärztlichen Personal bestimmten therapeutischen Maßnahmen mit, die entsprechend der Diagnose befürwortet wurden.

Angesprochen sind hier vor allem fachpflegerische Maßnahmen im Sinne *rehabilitativer* Pflege:

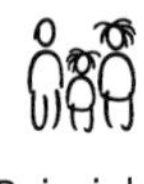

Beispiel

Spezielle Krankenbeobachtung, Verbände, Wundbehandlung und -versorgung, Katheterisierungen, Spülungen, Legen von Trachealkanülen, Anus-praeter-Versorgung etc.

Über den Gesetzeswortlaut hinaus kann der Leistungsumfang dieser auch *Sicherungspflege* genannten Form der Häuslichen Krankenpflege erweitert werden. Denn soweit es der Satzungsinhalt der individuellen gesetzlichen Krankenkasse vorsieht, können auch bei Versicherten, bei denen keine Pflegebedürftigkeit mit Pflegegrad 2 bis 5 vorliegt, Leistungen der Grundpflege und ebenso der hauswirtschaftlichen Versorgung in Betracht kommen (vgl. a. *§ 37 Abs. 2 Sätze 4 bis 6 SGB V* sowie *§ 2 b Ri HKP*).

In Fall 6 ist Vanessa im Rahmen der Erstverordnung von dem sie behandelnden Hausarzt Häusliche Krankenpflege in Form der so genannten *Sicherungspflege* verschrieben worden. In ihrer Häuslichkeit soll der bereits im Rahmen der Krankenhausbehandlung erzielte therapeutische Erfolg, der zu ihrer Entlassung führte, nun durch weitere, kontinuierliche Maßnahmen flankierend abgesichert werden.

5.3.3.3 Sicherungspflege auch bei vollstationärer Pflege

Auch Menschen, die in *stationären Pflegeeinrichtungen* leben, wird unter engen Voraussetzungen die Leistung der Häuslichen Krankenpflege in Form der *Sicherungspflege* ausnahmsweise angeboten:

§

§ 37 Absatz 2 Satz 3 Sozialgesetzbuch Fünftes Buch

Der Anspruch aus Satz 1 besteht über die dort genannten Fälle hinaus ausnahmsweise für solche Versicherte in zugelassenen Pflegeeinrichtungen im Sinne des § 43 des Elften Buches, die auf Dauer, voraussichtlich für mindestens sechs Monate, einen besonders hohen Bedarf an medizinischer Behandlungspflege haben.

Diese Personen können demnach auch die in der Sicherungspflege verbrieften Leistungen der medizinischen Behandlungspflege in Anspruch nehmen. Angesprochen sind etwa dauerzubeatmende Patienten, kognitiv stark eingeschränkte Menschen oder Versicherte, die einer onkologischen Versorgung (etwa der Portversorgung) bedürfen.

Diese Maßnahmen der medizinischen Behandlungspflege gelten insoweit – anders als sonst im Pflegeheimbereich üblich – keinesfalls als vom Pflegesatz abgegolten (▸ Kap. 8.4; *§ 43 Abs. 2 SGB XI*), denn sie werden eigens von einem *externen ambulanten Pflegedienst* erbracht und müssen daher konsequent als Leistungen der Häuslichen Krankenpflege der Finanzverantwortung der Krankenkassen (und nicht etwa der der Pflegekassen) zugeordnet werden.

Hierauf muss der Träger der Einrichtung als Unternehmer die davon betroffenen Personen in Kenntnis setzen und die jeweils anfallenden Kosten gesondert ausweisen (vgl. a. *§ 7 Abs. 4 Wohn- und Betreuungsvertragsgesetz*).

Die Leistungen, die angesichts dieser besonders aufwändigen Versorgung der betroffenen Personen hier unmittelbar zu Lasten der Krankenkasse abgerechnet werden, dürfen sich deshalb auch in keinem Fall erhöhend auf das Heimentgelt auswirken.

5.3.3.4 Leistungsausschlusstatbestände

Zu beachten ist, dass sich eine noch mögliche Selbsthilfe leistungsausschließend in Bezug auf eine professionelle Unterstützungsleistung auswirkt. Krankenkassen verweisen die Versicherten in der Praxis zur Begründung ihrer ablehnenden Entscheidung häufig auf folgende Bestimmung:

§ 37 Absatz 3 Sozialgesetzbuch Fünftes Buch

Der Anspruch auf häusliche Krankenpflege besteht nur, soweit eine im Haushalt lebende Person den Kranken in dem erforderlichen Umfang noch pflegen und versorgen kann.

Im Vorfeld suggerieren die Krankenkassen oft gegenüber den Betroffenen oder deren Angehörigen, dass diesen eine Verpflichtung zur Übernahme bestimmter Formen der medizinischen Behandlungspflege obläge, sofern sie in ein und demselben Haushalt mit der erkrankten Person lebten.

Zwar sieht insofern tatsächlich das ärztliche Verordnungsblatt vor, dass eine Aussage über eine derartige Befähigung einer möglicherweise im Haushalt lebenden Person zu treffen ist. Dies lässt aber noch keine Rückschlüsse auf eine etwaige Leistungsverpflichtung dieses Personenkreises zu, die sich darüber hinaus auch aus keiner gesetzlichen Grundlage ableiten lässt.

Selbst bei einer von der Krankenkasse geforderten Übernahme vermeintlich einfacher Formen der Behandlungspflege kann nichts anderes gelten, da Haushaltsmitglieder durch ihre jeweiligen beruflichen Pflichtenstellungen in aller Regel voll beansprucht werden. Nachteilig könnten sich auch Fehler bei der Pflege auswirken, die zumeist zu einer an sich vermeidbaren zivilrechtlichen Haftung dieses Personenkreises führen würden. In jedem Fall sollten sich Angehörige dort, wo ihnen Formen der qualifizierten medizinischen Behandlungspflege abverlangt werden, strikt dagegen verwahren. Ansonsten laufen sie Gefahr, dass sich die Krankenkassen darauf berufen, dass insoweit ja die erforderliche Pflege gewährleistet und infolgedessen die Leistung auszuschließen sei (vgl. a. *§ 37 Abs. 3 SGB V*).

Eine generelle Übernahme kann und darf aber auch von weiteren Familienangehörigen nicht verlangt werden!

In diesem Zusammenhang leiten manche Krankenkassen eine perfide Begründung der Ablehnung ihrer Leistungen gegenüber pflegebedürftigen Menschen und deren Angehörigen noch aus einem anderen Umstand ab.

Wie oben angedeutet, können diese – neben den Leistungen, die sie aufgrund ihres Status als Pflegebedürftige von der Pflegekasse erhalten – bei einer als notwendig erkannten ambulanten medizinischen Behandlung zusätzlich auch Leistungen in Form der Sicherungspflege erhalten. Dies wird ausdrücklich vom Gesetz bestätigt:

§

§ 13 Absatz 2 Sozialgesetzbuch Elftes Buch

Die Leistungen nach dem Fünften Buch einschließlich der Leistungen der häuslichen Krankenpflege nach § 37 des Fünften Buches bleiben unberührt.

Die Krankenkassen argumentieren nun, dass jene Pflegebedürftige, die ihre Pflege nicht durch einen professionellen Leistungserbringer in Form eines ambulanten Pflegedienstes über die Inanspruchnahme von Pflegesachleistungen finanzieren (vgl. a. *§ 36 Abs. 1 SGB XI*), sondern die Pflege durch eine sogenannte Pflegeperson selbst sicherstellen (vgl. a. *§ 37 Abs. 1 SGB XI*), ja einen entsprechenden Angehörigen besäßen.

Diese Krankenkassen schließen also aus der bloßen Existenz eines pflegenden Angehörigen, der als Pflegeperson anzusehen ist (vgl. a. *§ 19 SGB XI*) und mit Hilfe des ihm vom Pflegebedürftigen überlassenen Pflegegeldes die Pflege im häuslichen Bereich nach SGB XI sicherzustellen hat, auf dessen Bereitschaft, auch die Behandlungspflege im Sinne der Sicherungspflege nach *§ 37 Abs. 3 SGB V* zu übernehmen.

Diese Auffassung verkennt indessen, dass die Leistungen der sozialen Pflegeversicherung und der gesetzlichen Krankenversicherung sich nicht nur von ihren Voraussetzungen, sondern auch generell von ihrem Umfang her unterscheiden. Ausschlaggebend ist aber darüber hinaus, dass sich diese Leistungen nicht im Verhältnis des Entweder-oder, also nicht der Ausschließlichkeit einander gegenüberstehen, sondern gleichberechtigt nebeneinander Geltung beanspruchen (vgl. a. oben *§ 13 Abs. 2 SGB XI*).

Wäre somit Vanessa in Abwandlung von Fall 6 zudem auch noch pflegebedürftig und verfügte sie über eine Pflegeperson, mit deren Hilfe sie ihre Pflege selbst sicher stellen würde, wäre es nicht rechtmäßig, wenn sich die Krankenkasse aus der bloßen Existenz dieser Pflegeperson nun auf den Ausschlussgrund des § 37 Abs. 3 SGB V beriefe, um gegenüber Vanessa die Ablehnung der benötigten Sicherungspflege nach § 37 Abs. 2 SGB V zu betreiben.

Vanessa hat jedoch auch in der Ausgangsvariante der Sachverhaltsschilderung in Fall 6 einen Rechtsanspruch auf Gewährung der Leistungen der Häuslichen Krankenpflege. Ihr Hausarzt wird daher bereits bei Abfassung der Verordnung genau darauf achten, welche konkreten Hilfen für sie erforderlich sind. Allerdings muss sich Vanessa auch hinsichtlich dieser verordneten Leistungen an den Kosten beteiligen:

§ 37 Absatz 5 Sozialgesetzbuch Fünftes Buch

§

Versicherte, die das 18. Lebensjahr vollendet haben, leisten als Zuzahlung den sich nach § 61 Satz 3 ergebenden Betrag, begrenzt auf die für die ersten 28 Kalendertage der Leistungsinanspruchnahme je Kalenderjahr anfallenden Kosten an die Krankenkasse.

§ 61 Satz 3 Sozialgesetzbuch Fünftes Buch

Bei Heilmitteln und häuslicher Krankenpflege beträgt die Zuzahlung 10 vom Hundert der Kosten sowie 10 Euro je Verordnung.

Vanessa hat daher zum einen die Kosten für die Erstverordnung in Höhe von 10 € zu tragen; darüber hinaus beteiligt sie sich auch grundlegend mit 10 % an den Kosten der ihr im Rahmen einer Erstverordnung für die Dauer von 14 Tagen bewilligten Häuslichen Krankenpflege. Diese würden hier ein Zehntel der rechnerisch ermittelten 378 €, mithin 37,80 € ausmachen.
Insgesamt schuldete sie daher für die Sicherungspflege weitere 47,80 €.

Zusammen mit den vorab in Anspruch genommenen Leistungen während ihres Krankenhausaufenthalts und der Begleichung der verordneten Arzneimittel ergibt sich somit für Vanessa eine Gesamtkostenlast in Höhe von 157,80 € ohne Berücksichtigung ihrer individuellen Einkommenslage.

Allerdings, und darauf zielt Vanessas zweite Frage ab, dürfen ihr diese Gesamtkosten nicht zur Gänze auferlegt werden, sondern nur im Rahmen bestimmter Höchstgrenzen, bei denen Zumutbarkeitsregelungen relevant werden:

§ 62 Abs.1 Sätze 1 und 2 Sozialgesetzbuch Fünftes Buch

§

Versicherte haben während jedes Kalenderjahres nur Zuzahlungen bis zur Belastungsgrenze zu leisten; wird die Belastungsgrenze bereits innerhalb eines

Jahres erreicht, hat die Krankenkasse eine Bescheinigung darüber zu erteilen, dass für den Rest eines Kalenderjahres keine Zuzahlungen mehr zu leisten sind. Die Belastungsgrenze beträgt 2 vom Hundert der jährlichen Bruttoeinnahmen zum Lebensunterhalt; für chronisch Kranke, die wegen derselben schwerwiegenden Krankheit in Dauerbehandlung sind, beträgt sie 1 vom Hundert der jährlichen Bruttoeinnahmen zum Lebensunterhalt.

Vanessa muss sich daher bis zu der für sie maßgeblichen Zumutbarkeitsgrenze an den entstandenen Kosten beteiligen; diese machen für sie als chronisch Kranke 1 % ihrer jährlichen Bruttoeinnahmen zum Lebensunterhalt aus.

Fraglich ist hier, ob bei der Ermittlung der insoweit maßgeblichen jährlichen Bruttoeinnahmen sowohl die Einkünfte aus der kleinen Erwerbsminderungsrente als auch die Zahlungen des Sozialhilfeträgers (hier Grundsicherung bei Erwerbsminderung) zu berücksichtigen sind. Insoweit enthält eine Regelung den entscheidenden Hinweis:

§

§ 62 Abs.2 Satz 5 Ziff. 1 Sozialgesetzbuch Fünftes Buch

Abweichend von den Sätzen 1 bis 3 ist bei Versicherten
1. die Hilfe zum Lebensunterhalt oder Grundsicherung im Alter oder bei Erwerbsminderung nach dem Zwölften Buch […] erhalten
[…] als Bruttoeinnahmen zum Lebensunterhalt für die gesamte Bedarfsgemeinschaft nur der Regelsatz für die Regelbedarfsstufe 1 nach der Anlage zu § 28 des Zwölften Buch Sozialgesetzbuch maßgeblich.

Für Vanessa gewinnt daher diese Schnittstelle zwischen dem SGB V und dem SGB XII an Bedeutung. Danach wird der maßgebliche, jeweils geltende Regelsatz per Gesetz von Jahr zu Jahr neu ermittelt:

§

§ 28 Abs.1 Satz 5 Ziff. 1 Sozialgesetzbuch Zwölftes Buch

Liegen die Erkenntnisse einer bundesweiten neuen Einkommens- und Verbrauchsstichprobe vor, wird die Höhe der Regelbedarfe in einem Bundesgesetz neu ermittelt.

Dies ist zum 1. Januar 2021 abermals geschehen, seither ist der Regelsatz in Regelbedarfsstufe von ehedem 432 € (im Jahr 2020) um weitere 14 € auf nunmehr 446 € monatlich angehoben worden.

Vanessa in Fall 6 muss sich daher bei der Ermittlung des für sie maßgeblichen jährlichen Gesamtbruttoeinkommens nur die Einkünfte in Höhe des jeweils geltenden, zwölffachen monatlichen Regelsatzes (hier noch aus 2020) anrechnen lassen:

Somit käme man hier rechnerisch insgesamt auf 5.184 €. Der Nennbetrag der maßgeblichen zumutbaren Belastungsgrenze beläuft sich somit auf 51,84 €. Bis zu dieser Höhe muss sie sich daher im Ergebnis an den unter Frage 1 ermittelten Gesamtkosten ihrer Behandlung beteiligen.

Hinsichtlich des Differenzbetrages von verbleibenden 105,96 € ist ihr zu raten, sich insoweit an ihre gesetzliche Krankenkasse zu wenden. Dort sollte sie einen Antrag auf Befreiung von der Zuzahlung in entsprechender Höhe stellen. Dies gilt umso mehr, als sie bislang im laufenden Jahr noch keine anderweitigen Leistungen beansprucht hatte.

5.3.4 Erweiterung der Häuslichen Krankenpflege

Es hat sich gezeigt, dass die beiden bislang angebotenen Formen der Häuslichen Krankenpflege in bestimmten Situationen den Versicherten keinen ausreichenden Schutz geboten hatten, wie folgende Konstellation veranschaulichen soll:

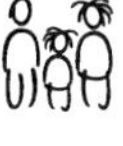

Fall 7

Der nicht pflegebedürftige, in seiner Häuslichkeit alleinlebende Versicherte Veit stürzt äußerst unglücklich und bricht sich ausgerechnet beide Oberarme. Nach mehrtägigem Krankenhausaufenthalt wird er entlassen. Seine Oberarme sind seither beidseits in einem speziellen Verband fixiert, um eine Heilung der erlittenen Brüche über die nächsten 6 bis 7 Wochen zu gewährleisten. Zeitgleich erhält Veit Krankengymnastik verordnet. Er ist allerdings sehr besorgt darüber, wer für ihn nun zuhause die dort erforderliche Grundpflege sowie die hauswirtschaftliche Versorgung übernehmen wird. Beide Leistungen wird er wohl noch über Wochen hinweg beanspruchen müssen.

Er möchte wissen, ob es angesichts seiner Situation zufriedenstellende Leistungsangebote seiner Krankenkasse gibt!

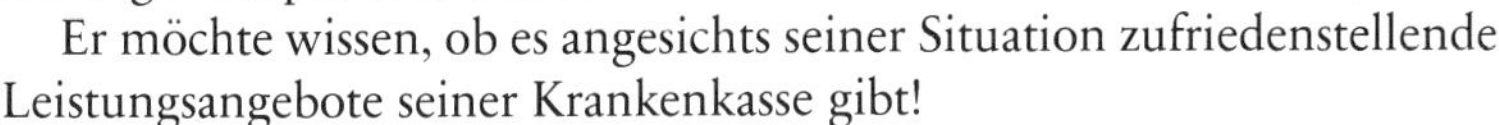

5.3.4.1 Bisherige Regelungslücken

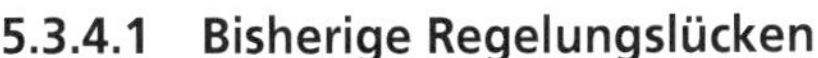

Die hier beschriebene prekäre Lebenssituation legte die Mängel des Leistungsangebots der gesetzlichen Krankenversicherung offen, weil durch sie eine bislang nicht geschlossene Regelungslücke für Tausende von Versicherten berechtigten Anlass zu Besorgnis gab:

Ein Rechtsanspruch auf die Vermittlung der einschlägigen Leistungen, hier der *Grundpflege* und der *hauswirtschaftlichen Versorgung*, würde sich zwar grundsätzlich aus den Normen der sozialen Pflegeversicherung ergeben können. Danach werden Leistungen der Pflegekasse ihrer Art nach unverändert als Dienst-, Sach- und Geldleistungen ausgeführt. Lediglich der Bedarf stellt sich nunmehr nach Inkrafttreten der *Zweiten Stufe des Pflegestärkungsgesetzes* verändert dar:

§

§ 4 Abs.1 Satz 1 Sozialgesetzbuch Elftes Buch

Die Leistungen der Pflegeversicherung sind Dienst-, Sach- und Geldleistungen für den Bedarf an körperbezogenen Pflegemaßnahmen, pflegerischen Betreuungsmaßnahmen und Hilfen bei der Haushaltsführung sowie Kostenerstattung, soweit es dieses Buch vorsieht.

Insofern hat die Benennung der körperbezogenen Pflegemaßnahmen – diese finden sich im Einzelnen in den Kriterien des Moduls 4 »Selbstversorgung« differenziert wieder – im SGB XI den überkommenen Begriff »Grundpflege« abgelöst. Die ehemalige »hauswirtschaftliche Versorgung« ist nunmehr bedarfsorientiert durch die »Hilfen bei der Haushaltsführung« ersetzt worden.

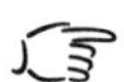

Näheres hierzu wird im nachfolgenden *Kapitel 6* über die Leistungsangebote der sozialen Pflegeversicherung erläutert (▸ Kap. 6).

Alle Leistungen der sozialen Pflegeversicherung stehen allerdings unter dem Vorbehalt des Eintritts der Pflegebedürftigkeit:

§

§ 14 Absatz 1 Satz 1 Sozialgesetzbuch Elftes Buch

Pflegebedürftig im Sinne dieses Buches sind Personen, die gesundheitlich bedingte Beeinträchtigungen der Selbständigkeit oder der Fähigkeiten aufweisen und deshalb der Hilfe durch andere bedürfen. Es muss sich um Personen handeln, die körperliche, kognitive oder psychische Beeinträchtigungen oder gesundheitlich bedingte Belastungen oder Anforderungen nicht selbständig kompensieren oder bewältigen können.

Die Pflegebedürftigkeit muss auf Dauer, voraussichtlich für mindestens sechs Monate, und mit mindestens der in § 15 festgelegten Schwere bestehen.

Eben diese Bedingung ist in Fall 7 in der Person des Veit noch nicht eingetreten, so dass die Leistungen der sozialen Pflegeversicherung, die vom Umfange her gesehen den von ihm begehrten Schutz vermittelt hätten, nicht zum Zuge kommen können.

Auch die Krankenhausvermeidungspflege, die ja ausdrücklich ebenfalls Grundpflege und hauswirtschaftliche Versorgung umfasste, muss vorliegend außer Betracht bleiben:

Veit hatte sich ja bereits vorab im Krankenhaus zur Behandlung eingefunden, eine weitere Behandlung eben dort ist nicht mehr angezeigt bzw. erforderlich. Er gilt als hinreichend medizinisch versorgt im Sinne des oben erwähnten Entlassmanagements (vgl. a. *§ 37 Abs. 1 Satz 1 und 3 SGB V*).

Schließlich vermag auch die Sicherungspflege Veit dem Leistungsumfang nach nicht weiterzuhelfen. Denn über diese werden ihm zwar der spezielle

Verband und die verordnete Krankengymnastik vermittelt: beides wird ihm jedoch im Rahmen der anderweitig angebotenen Behandlungspflege bewilligt (vgl. a. *§ 37 Abs. 2 Satz 1 SGB V*).

Einen entsprechenden Anspruch auf die von ihm begehrten Leistungen würde Veit durch seine Krankenkasse nur dann erhalten, wenn diese ausnahmsweise auch die Leistungen der Grundpflege und hauswirtschaftlichen Versorgung über den gesetzlichen Inhalt hinaus in ihrer Satzung aufgenommen hätte. Hiervon ist allerdings zumeist gerade nicht auszugehen.

Letzen Endes versagen auch die Zuwendungen der Sozialhilfe. Zwar kommen diese – wie bereits oben erwähnt – den Versicherten bei entsprechender finanzieller Bedürftigkeit quasi als Lückenfüller überall dort zu Hilfe, wo das herkömmliche Leistungsnetz der Sozialversicherung versagt. Doch auch die hier denkbare Form der Sozialhilfe in Form der sogenannten »*Hilfe zur Pflege*«, die in erster Linie die Defizite der sozialen Pflegeversicherung (nicht aber, wie hier in Fall 7 relevant, die der gesetzlichen Krankenversicherung) kompensieren soll, setzt folgendes voraus:

§ 61 Satz 1 Sozialgesetzbuch Zwölftes Buch §

Personen, die pflegebedürftig im Sinne des § 61 a sind, haben Anspruch auf Hilfe zur Pflege [...]

Dabei ist davon auszugehen, dass der Begriff der Pflegebedürftigkeit nahezu identisch ist mit dem Begriff, wie er in der sozialen Pflegeversicherung zum Ausdruck kommt (vgl. a. *§ 61 a SGB XII*).

Für Veit in Fall 7 ist somit auch ein Rückgriff auf die Leistungen der Grundsicherung ausgeschlossen, da er als nicht pflegebedürftige Person nicht zum Kreis der Anspruchsberechtigten gehört.

Insofern waren Menschen wie Veit in dieser misslichen Situation auf die altruistische Hilfe von Nachbarn, Bekannten oder Freunden angewiesen. Ansonsten blieb ihnen nur noch die Perspektive, einen ambulanten Pflegedienst zur Erbringung der benötigten Leistungen zu beauftragen, dann allerdings auf eigene Kosten, falls dies finanziell möglich war.

5.3.4.2 Lückenschließung durch die so genannte Unterstützungspflege

Die oben beschriebenen Mängel des Sicherungssystems haben das Dilemma, in dem sich eine Vielzahl von Versicherten befanden, entlarvt. Daher sah sich der Gesetzgeber veranlasst, zugunsten der Betroffenen Abhilfe zu schaffen. Mit Wirkung zum 1. Januar 2016 hat er die beiden bekannten Erscheinungsformen der Häuslichen Krankenpflege um eine zusätzliche, die so genannte Unterstützungspflege, erweitert:

§ 37 Absatz 1a Satz 1 Sozialgesetzbuch Fünftes Buch

Versicherte erhalten an geeigneten Orten im Sinne von Absatz 1 Satz 1 wegen schwerer Krankheit oder wegen akuter Verschlimmerung einer Krankheit, insbesondere nach einem Krankenhausaufenthalt, nach einer ambulanten Operation oder nach einer ambulanten Krankenhausbehandlung, soweit keine Pflegebedürftigkeit mit Pflegegrad 2, 3, 4 oder 5 im Sinne des Elften Buches vorliegt, die erforderliche Grundpflege und hauswirtschaftliche Versorgung.

Dadurch wird es Betroffenen wie Veit in Fall 7 ermöglicht, sich die von ihnen benötigten Zuwendungen der Grundpflege respektive hauswirtschaftlichen Versorgung von der Krankenkasse(!) finanzieren zu lassen.

Auch die Leistungen der neu geschaffenen Unterstützungspflege werden in der oben bereits erwähnten Richtlinie zur Häuslichen Krankenpflege präzisiert. Hier wird darauf hingewiesen, dass einerseits die Leistungen der hauswirtschaftlichen Versorgung nur zusammen mit den Leistungen der Grundpflege verordnet werden können. Andererseits können dagegen umgekehrt die Leistungen der Grundpflege auch ohne entsprechenden Bedarf an hauswirtschaftlicher Versorgung verordnet werden.

Darüber hinaus sollte beachtet werden, dass die Verordnung von Unterstützungspflege – anders als bei den Verordnungen der herkömmlichen Spielarten der Häuslichen Krankenpflege der Fall, d. h. bei der Vermeidungs- und Sicherungspflege – *nicht zwingend im Zusammenhang mit einer notwendigen ambulanten Behandlung stehen muss*. Bei der Gewährung von Unterstützungspflege wird demnach nicht vorausgesetzt, dass gleichzeitig vorab bereits medizinische Behandlungspflege verordnet wurde (vgl.a. *§ 2 c Abs. 2 Satz 2 Ri HKP*).

5.3.4.3 »Kurzzeitpflege ohne Pflegebedürftigkeit«

Problematisch kann sich allerdings selbst bei Gewährung von Unterstützungspflege noch erweisen, dass womöglich selbst deren Leistungen für die Betroffenen nicht ausreichen. Dies gilt umso mehr, als dass auch diese nicht unbegrenzt lange in Anspruch genommen werden können (vgl. a. *§ 37 Abs. 1 a Satz 2 SGB V*).

Danach besteht dieser Anspruch regelmäßig nur für die Dauer von vier Wochen; nur in Ausnahmefällen kann bei entsprechender Begründung durch den MDK eine Verlängerung der Anspruchsdauer verfügt werden (vgl. a. *§ 37 Abs. 1 Sätze 4 und 5 SGB V*).

Dieses Manko kann auch Veit in Fall 7 betreffen, wenn beispielsweise das Ausheilen der Humerusfrakturen wider Erwarten noch längere Zeit in Anspruch nehmen sollte. Dann würden die durch die Unterstützungspflege zugebilligten Leistungen für ihn als alleinlebende Person zur Deckung seiner Bedürfnisse nicht mehr ausreichen.

Auch auf diese Lücke in der kontinuierlichen Weiterversorgung der Betroffenen hat der Gesetzgeber zeitgleich mit der Erweiterung der Häuslichen Krankenpflege reagiert:

Korrespondierend zu den umfänglichen Leistungen der Unterstützungspflege hat er den Betroffenen einen Rechtsanspruch auf *Kurzzeitpflege auch* und gerade *für* den *Fall fehlender Pflegebedürftigkeit* in Aussicht gestellt:

§ 39 c Satz 1 Sozialgesetzbuch Fünftes Buch

§

Reichen Leistungen der häuslichen Krankenpflege nach § 37 Absatz 1 a bei schwerer Krankheit oder wegen akuter Verschlimmerung einer Krankheit, nach einer ambulanten Operation oder nach einer ambulanten Krankenhausbehandlung nicht aus, erbringt die Krankenkasse die erforderliche Kurzzeitpflege entsprechend § 42 des Elften Buches für eine Übergangszeit, wenn keine Pflegebedürftigkeit mit Pflegegrad 2,3,4 oder 5 im Sinne des Elften Buches festgestellt ist.

Die einzelnen Voraussetzungen der *klassischen Kurzzeitpflege*, die grundsätzlich Pflegebedürftigkeit im Sinne von mindestens Pflegegrad 2 voraussetzt, werden im *Kapitel* 7 näher erläutert (▸ Kap. 7).

Dies bedeutet, dass Veit in Fall 7 die Leistungen der Kurzzeitpflege auch ohne bestehende Pflegebedürftigkeit dann in Anspruch nehmen könnte, wenn die zuvor beanspruchte Unterstützungspflege zur Deckung seines Bedarfs nicht ausreichen sollte. Diese besondere Form der Kurzzeitpflege obläge dann der Krankenkasse.

Fraglich bliebe insoweit noch, für welchen maximalen Zeitraum diese besondere Art von Kurzzeitpflege ausgeschöpft werden könnte.

§ 39 c Sätze 2 und 3 Sozialgesetzbuch Fünftes Buch

§

Im Hinblick auf die Leistungsdauer und die Leistungshöhe gilt § 42 Absatz 2 Satz 1 und 2 des Elften Buches entsprechend. Die Leistung kann in zugelassenen Einrichtungen nach dem Elften Buch oder in anderen geeigneten Einrichtungen erbracht werden.

§ 42 Absatz 2 Sätze 1 und 2 Sozialgesetzbuch Elftes Buch

Der Anspruch auf Kurzzeitpflege ist auf acht Wochen pro Kalenderjahr beschränkt. Die Pflegekasse übernimmt die pflegebedingten Aufwendungen einschließlich der Aufwendungen für die Betreuung sowie die Aufwendungen für die Leistungen der medizinischen Behandlungspflege bis zu dem Gesamtbetrag von 1.612 Euro im Kalenderjahr. Der Leistungsanspruch nach Satz 2 kann um bis zu 1.612 Euro aus noch nicht in Anspruch genommenen Mitteln der Verhinderungspflege nach § 39 Absatz 1 Satz 3 auf insgesamt bis zu 3.224 Euro im Kalenderjahr erhöht werden. Der für die Kurzzeitpflege in Anspruch genommene Erhöhungsbetrag wird auf den Leistungsbetrag für eine Verhinderungspflege nach § 39 Absatz 1 Satz 3 angerechnet.

Der ausschließliche Verweis in *§ 39 c SGB V* auf die Sätze 1 und 2 (und eben nicht gleichzeitig auch auf die Sätze 3 und 4) des *§ 42 Abs. 1 SGB XI* deutet an, dass die Kurzzeitpflege ohne Pflegebedürftigkeit grundsätzlich nur für einen Zeitraum von bis zu 4 Wochen und lediglich bis zu einem Maximalbetrag von 1.612 € ausgeschöpft werden kann.

Veit bleibt in Fall 7 daher die zeitlich höhere Inanspruchnahme der Kurzzeitpflege auf bis zu insgesamt acht Wochen versagt, er kann sie aber in jedem Fall für vier Wochen beanspruchen, ebenso kann er von der vollen Ausschöpfung des Höchstbetrages bis zu 1.612 € (und nicht etwa bis zu 3.224 €) Gebrauch machen.

Parallel dazu behält er den Anspruch auf die Leistungen der medizinischen Behandlungspflege bei, der ihm im Rahmen der Sicherungspflege die Inanspruchnahme der Krankengymnastik in der Häuslichkeit vermittelt (vgl. a. *§ 37 Abs. 2 SGB V*).

Letzterer besteht nach wie vor gleichrangig neben dem Anspruch auf Kurzzeitpflege bei fehlender Pflegebedürftigkeit.

Die Leistungen der Sicherungspflege (vgl. a. *§ 2 b Ri HKP*) können ebenfalls parallel zu denen der Unterstützungspflege (vgl. a. *§ 2 c Ri HKP*), verordnet werden, wenn neben dem Bedarf an Grundpflege und hauswirtschaftlicher Versorgung ein Bedarf an Behandlungspflege besteht und die übrigen Voraussetzungen bei der versicherten Person erfüllt sind.

Zusammenfassend kommen in Fall 7 für Veit daher folgende Ansprüche gegen die gesetzliche Krankenkasse in Betracht:

- Anspruch auf Unterstützungspflege, gerichtet auf die Erbringung und Finanzierung der Grundpflege sowie der hauswirtschaftlichen Versorgung in der Häuslichkeit für die Zeitdauer von regelmäßig vier Wochen (vgl. a. *§ 37 Abs. 1 a Satz 1 SGB V*).
- Anspruch auf Sicherungspflege, hier medizinische Behandlungspflege, z. B. spezieller Verband, Vermittlung und Erbringung von Krankengymnastik (vgl. a. *§ 37 Abs. 2 Satz 1 SGB V*).
- Anspruch auf Kurzzeitpflege, auch bei fehlender Pflegebedürftigkeit, der ebenso in einer vollstationären Pflegeeinrichtung mit eingestreuten Kurzzeitpflegebetten wie für herkömmlich pflegebedürftige Menschen,

etwa im Nachgang zu einem Krankenhausaufenthalt, eingeräumt werden kann. Dieser kommt allerdings insoweit für Veit erst dann in Frage, wenn er zuvor (!) den Anspruch auf Unterstützungspflege in der Häuslichkeit ausgeschöpft hat (vgl. a. Wortlaut des *§ 39 c Satz 1 SGB V*). Dieser Anspruch ist grundsätzlich befristet auf vier Wochen der Leistungsinanspruchnahme im Kalenderjahr und betragsmäßig begrenzt auf eine Summe von bis zu 1.612 €.

5.4 Anspruch auf Leistungen der spezialisierten ambulanten Palliativversorgung

Ein spezialgesetzlich geregelter Sonderfall der Häuslichen Krankenpflege ist der der spezialisierten ambulanten Palliativversorgung, abgekürzt auch SAPV genannt.

Diese wird als Teamleistung erbracht für todkranke Menschen, aber auch für Menschen mit degenerativen Krankheiten bei hoher Schmerzsymptomatik.

Fall 8

Tierpflegerin Tammy erfährt im Rahmen einer Routineuntersuchung, dass sie unheilbar an Magenkrebs erkrankt ist. Über sehr lange Zeit hinweg hatte sie ihr starkes Sodbrennen ignoriert, bis sie sich endlich zur Abklärung ihres Leidens durchrang. Mit ihren sechzig Jahren zeigt sie sich ungeachtet der infausten Prognose, die ihr der Arzt schonend beibringt, erstaunlich abgeklärt. Auf ihr ebenso entschiedenes wie nüchternes Nachfragen teilt ihr der Mediziner mit, er könne jedoch nicht einmal annähernd einschätzen, welche Restlebensspanne ihr noch verbliebe. Zwischen wenigen Jahren, vielleicht aber auch etlichen Monaten sei ihre Lebenserwartung zu veranschlagen. Tammy merkt, dass er sich insofern nur äußerst vage ausdrückt und sich offensichtlich nicht zu konkreteren Spekulationen hinreißen lassen möchte.

Seiner Ansicht nach gelte es aber nun, alles zu unternehmen, um der Patientin eine möglichst hohe Lebensqualität in der verbleibenden Spanne zu vermitteln.

Daraufhin äußert Tammy den Wunsch, dass sie – ebenso wie eine ihrer Bekannten – in der eigenen Häuslichkeit bis zum Schluss, »möglichst rund um die Uhr«, versorgt werden möchte. »mit allem, was dazu gehöre.«

Wiederum wirkt ihr Arzt auffallend zurückhaltend und meint, es gäbe ja auch noch Alternativen zu dieser besonders aufwändigen Versorgung, die Tammys Bekannte seinerzeit erfahren habe.

Tammy ist verunsichert und möchte nähere Auskünfte über die ihr zur Verfügung stehenden Leistungen.

Die so genannte SAPV stellt eine der weitreichendsten Leistungen der gesetzlichen Krankenversicherung dar und wird daher nur bei Überwindung relativ hoch angesetzter Anspruchshürden von den Krankenkassen gewährt (vgl. a. *§ 37 b Abs. 1 Satz 1 SGB V*).

Wie die Häusliche Krankenpflege wird auch diese spezielle Anspruchsgrundlage präzisiert durch eine entsprechende Richtlinie des Gemeinsamen Bundesausschusses (vgl.a. § 37 b Abs. 3 SGB V).

Hierin werden in einer Art Präambel die wichtigsten Ziele dieser neuen Leistungsform umschrieben (vgl. a. *§ 1 Richtlinie SAPV;* im Folgenden *SAPV-Ri*).

- Erhaltung, Förderung und Verbesserung der Lebensqualität und Selbstbestimmung schwerstkranker Menschen unter Ermöglichung eines würdevollen Lebens in der vertrauten häuslichen und familiären Umgebung.
- Erbringung einer bedarfsgerechten und wirtschaftlichen Versorgung unter Berücksichtigung der individuellen Bedürfnisse und Wünsche der Versicherten.
- Intelligente Vernetzung medizinischer und pflegerischer Bereiche unter Berücksichtigung bestehender Versorgungsangebote durch Vertragsärzte, Krankenhäuser und Pflegedienste, sofern bei aufwändigen Versorgungsformen herkömmliche ambulante Leistungserbringung nicht mehr ausreichend ist.

5.4.1 Hintergrund und Ausgangslage

Der individuelle, subjektiv einklagbare Rechtsanspruch auf spezialisierte ambulante Palliativversorgung wurde im Rahmen des so genannten *GKV-Wettbewerbsstärkungsgesetzes* seinerzeit mit Wirkung zum *1. April 2007* erstmals begründet. Ebenso wie die Häusliche Krankenpflege unterliegt auch diese besondere Leistungsart der Verordnungspflichtigkeit durch einen Haus- oder Krankenhausarzt.

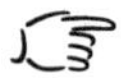

Die damit neu geschaffenen Anspruchsgrundlagen wurden Jahre später durch die *Regelungen des Hospiz- und Palliativgesetzes vom 5. November 2015* ergänzt und ausgebaut.

Auf dieses Gesetz, das zeitgleich mit der gesetzlichen Abstimmung über die Straffreiheit der Suizidbeihilfe verabschiedet wurde, wird weiter unten (▶ Kap. 5.5) näher eingegangen!

Viele der hierzulande betroffenen Menschen bevorzugen das Erleben der finalen Lebensphase in der eigenen Häuslichkeit. Jedoch erhält dort gegenwärtig nur etwa ein knappes Drittel eine professionelle Palliativversorgung. Hier nun ist es Intention des Hospiz- und Palliativgesetzes, zu einer

Verbesserung in der Versorgung von Menschen am Lebensende durch eine gehobenere Ausstattung sowohl von Hospizeinrichtungen als auch durch angemessenere Instrumente der Palliativmedizin beizutragen.

5.4.2 Anspruchsberechtigung

Allerdings erhält nur ein Teil der betroffenen Versicherten die besondere Versorgungsform der SAPV:

§ 37 Abs. Satz 1 und 2 Sozialgesetzbuch Fünftes Buch

§

Versicherte mit einer nicht heilbaren, fortschreitenden und weit fortgeschrittenen Erkrankung bei einer zugleich begrenzten Lebenserwartung, die eine besonders aufwändige Versorgung benötigen, haben Anspruch auf spezialisierte ambulante Palliativversorgung. Die Leistung ist von einem Vertragsarzt der Krankenkassen zu verordnen.

Allein hierin sind fünf Anspruchsvoraussetzungen benannt, die allesamt Voraussetzung für die Gewährung der SAPV sind (vg. a. *§§ 3 und 4 SAPV Ri*).

- Danach muss es sich um eine Erkrankung handeln, bei deren Behandlung der kurative Ansatz bereits versagt.
- Der Verlauf dieser Erkrankung kann trotz sofort eingeleiteter medizinischer Intervention nicht mehr nachhaltig aufgehalten werden.
- Vordergründig werden nurmehr die Bemühungen um eine Verbesserung von Schmerzsymptomatik und Lebensqualität der Betroffenen in Erscheinung treten.
- Gefordert wird zudem die Berechenbarkeit der verbleibenden Restlebensspanne nach Tagen, Wochen oder Monaten durch die behandelnden und verordnenden Mediziner.
- Schließlich bedarf es der begründeten Annahme einer sogenannten *besonders aufwändigen Versorgung;* diese wird ihrerseits vom Vorliegen eines *komplexen Symptomgeschehens* abhängig gemacht, das im Einzelfall einen koordinierten palliativmedizinischen und -pflegerischen Einsatz notwendig werden lässt, etwa bei
  - ausgeprägter Schmerzsymptomatik
  - ausgeprägter gastrointestinaler Symptomatik
  - ausgeprägten ulzerierenden/exulzerierenden Wunden oder Tumoren

In Bezug auf die in Fall 8 geschilderte Situation der Versicherten Tammy könnte daher die Inanspruchnahme der spezialisierten ambulanten Palliativversorgung zu diesem Zeitpunkt an der sehr vagen Prognose ihres Arztes scheitern. Denn im Hinblick auf den tatsächlichen Eintritt des Lebensendes zeichnet sich offensichtlich noch keine verbindliche Aussage über die ihr verbleibende Restlebenserwartung ab.

In diesem frühen Stadium wird sich die Versicherte Tammy daher lediglich auf die Leistungen der sogenannten allgemeinen ambulanten palliativmedizinischen Versorgung verlassen können.

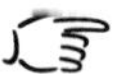

Siehe hierzu auch weiter unten (▶ Kap. 5.5).

5.4.3 Formen der sogenannten SAPV-Verordnungen

Aus ihrem situativen Kontext heraus erstrecken sich die Angebote der SAPV auf wechselseitig erbrachte pflegerische und medizinische Leistungen, bei deren Ausführung jeweils sowohl eine angemessene Schmerztherapie als auch eine hinreichende Symptomkontrolle im Vordergrund stehen (vgl. a. *§ 37 b Abs. 1 Satz 3 SGB V*).

Insofern sind die beteiligten Leistungserbringer untereinander zur permanenten Zusammenarbeit und bedarfsorientierten Abstimmung verpflichtet (vgl. a. *§ 6 SAPV Ri*).

Je nach Interventionsbedarf kann die SAPV in unterschiedlich intensiven Ausprägungen in Erscheinung treten. Hierbei wird sie jeweils durch eigens dazu berechtigte Kooperationspartner ausgeführt, die den Abschluss entsprechender Versorgungsverträge nachgewiesen haben.

Man unterscheidet dementsprechend im Wesentlichen vier unterschiedliche Erscheinungsformen, in denen SAPV verordnet werden kann (vgl. a. *§ 5 SAPV Ri*).

- die ausschließliche Beratungsleistung
- die Koordinationsleistung
- die Teilleistung für Versicherte, die bereits in einem stationären Hospiz leben (vgl. a. *§ 37 Abs. 1 Satz 4 SGB V*)
- die vollständige Patientenversorgung

Leistungen der sozialen Pflegeversicherung nach SGB XI sind nicht Bestandteil der SAPV. Umgekehrt erhält eine versicherte Person, die aufgrund ihrer Einstufung in einen der fünf Pflegegrade bereits geldwerte Leistungen der Pflegekasse erhält, nicht etwa automatisch am absehbaren Lebensende Leistungen der SAPV.

Es handelt sich vielmehr um zwei unterschiedliche Leistungssysteme, für die unterschiedliche Voraussetzungen gelten. Diese schließen einander jedoch nicht gegenseitig aus (vgl. a. *§ 13 Abs. 2 SGB XI*).

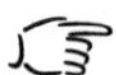

Näheres hierüber wird weiter unten erläutert (▶ Kap. 6).

5.4.4 Leistungsumfang und -inhalte

Die sich streng an den Bedürfnissen der Palliativversorgung orientierende Versorgungsstruktur bezieht mit ihren zielgerichteten Bemühungen auch das nähere soziale Umfeld der versicherten Person mit ein. Denn häufig lassen Intensität und Komplexität des individuellen Krankheitsverlaufs und -geschehens intervenierende Maßnahmen eines speziell ausgebildeten und geschulten *Palliativ Care Teams* unabdingbar erscheinen.

Dadurch wird eine interdisziplinäre Leistungsdichte erzielt, die auch die Belange betroffener Angehöriger mit berücksichtigt. Darüber hinaus wird zudem der individuell benötigte, aktuelle Bedarf der zu versorgenden Person festgestellt, der entweder vorübergehend (»intermittierend«) oder aber dauerhaft aufrechtzuerhalten ist (vgl. a. *§ 5 Abs. 2 Sätze 1 und 2 SAPV Ri*).

In der Praxis kann es daher dazu kommen, dass auch eine einmal bereits bewilligte SAPV wieder »zurückgefahren« oder gar ganz eingestellt wird, sofern die betroffene Person Phasen – wenn auch oft nur vorübergehender Natur – durchlebt, die einen zuvor ermittelten Bedarf wieder entfallen lassen kann. Hier wird deutlich, dass insoweit die Leistungen der SAPV eben nur unter dem Vorbehalt einer besonders intensiv zu begleitenden Versorgungssituation und unter den dort benannten, eng begrenzten Voraussetzungen erbracht werden.

Ihrem Umfange nach beinhaltet sie, um nur die wichtigsten Aspekte aufzuführen, folgende Versorgungsangebote:

- Spezialisierte palliativärztliche und palliativpflegerische Beratung und Teil- bzw. Vollversorgung.
- Koordination notwendiger Versorgungsleistungen bis hin zu einem umfassenden Unterstützungsmanagement.
- Multiprofessionalität im Rahmen von Teamsitzungen und regelmäßigen Fallbesprechungen als angemessene Mittel zur Zweckerreichung in jedem einzelnen Fall.
- 24-stündige Erreichbarkeit an sieben Tagen in der Woche.
- Einsatz und Betreuung im Rahmen eines Spezialistenstatus der primär in der Palliativversorgung tätigen einzelnen Leistungserbringer.

In diesem Zusammenhang kommt hinsichtlich des individuell zu erbringenden Leistungsumfangs den jeweils einschlägigen »Versorgungsverträgen« besondere Bedeutung zu (vgl. a. *§ 132 d Abs. 1 SGB V*).

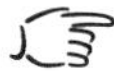

Diese sind als regional begrenzte, allgemein gültige Abkommen zwischen den Krankenkassen als Kostenträgern und den einzelnen, in Betracht kommenden, paktierenden Leistungserbringern (etwa Krankenhausträgern, Krankenpflegediensten, niedergelassene Arztpraxen) zu bewerten.

Sie bilden die verbindliche Rechtsgrundlage für die Ausgestaltung der individuellen Verträge aller Leistungserbringer, die *innerhalb einer Region* in diesem besonderen intensivpflegerischen Leistungssegment tätig werden wollen.

In ihnen sind vor allem detailliert die einzeln nachzuweisenden *Qualifikationsvoraussetzungen* von Ärzten und Pflegekräften, aber auch Fachkräften weiterer Berufsgruppen sowie die von ihnen zu erfüllenden speziellen Anforderungen an die sächliche und räumliche Mindestausstattung beschreiben.

Schließlich enthalten sie auch wichtige Vorgaben für die Vergütung der von den unterschiedlichen Leistungserbringern vollbrachten pflegerischen und medizinischen Leistungen in Form eines nach Zeitaufwand gestaffelten pauschalierten Honorarsystems sowie formale Kriterien für eine ordnungsgemäße Rechnungslegung. Danach hat die ärztliche Verordnung auf einem gesondert kenntlich gemachten Vordruck zu erfolgen, der dem jeweiligen aktuellen Versorgungsbedarf Rechnung zu tragen hat und Angaben über die Dauer der Verordnung enthalten muss.

5.4.5 Dauer der Verordnung von SAPV

Im Rahmen einer Erstverordnung werden die einschlägigen Leistungen regelmäßig für maximal bis zu sieben Tagen verordnet, sofern ein Krankenhausarzt diese im Nachgang zu einem Krankenhausaufenthalt befürwortet hat (vgl. a. *§ 7 Abs. 1 Satz 3 SAPV Ri*).

Diese muss im Rahmen der ordnungsgemäßen Rechnungslegung der Krankenkasse spätestens am dritten Arbeitstag, der ihrer Ausstellung folgte, zur Genehmigung vorgelegt werden, um eine erste Kostenübernahme zu sichern.

5.4.6 Ort der Leistungserbringung

Die oben beschriebene, eng vernetzte Zusammenarbeit, die den Rahmen für die Primärversorgung vorgibt, soll den Betroffenen in unterschiedlichsten Bereichen zugutekommen. Dazu zählen vor allem – neben den Menschen im häuslichen oder familiären Umfeld –

- Menschen in Einrichtungen der Eingliederungshilfe bzw. Kinder und Jugendhilfe.
- Menschen in stationären Einrichtungen.
- auch Versicherte in stationären Pflegeeinrichtungen, für die ein entsprechender Versorgungsvertrag besteht (vgl. a. *§ 2 SGB XI*). Auch insoweit sind für die konkrete Leistungserbringung spezielle Vertragsabschlüsse maßgebend, damit eine bedarfsgerechte Versorgung erfolgen kann (vgl. a. *§ 132 d Abs. 1 SGB V*).

5.4.7 Allgemeine ambulante Palliativversorgung

Wie bereits angedeutet werden Betroffene nicht von vorneherein bereits im frühesten Stadium, d. h. unmittelbar nach Erstellung der Diagnose einer tödlichen Verlaufskrankheit, darauf vertrauen können, die Leistungen der SAPV auch tatsächlich später zu erhalten.

Die überwiegende Mehrzahl der Versicherten wird vielmehr auf die erheblich weniger intensiven Versorgungsformen der *allgemeinen ambulanten Palliativversorgung* verwiesen werden.

Die entsprechende rechtliche Anspruchsgrundlage hat der Gesetzgeber vorbereitet, in dem er eine weitere Lücke in der Versorgung der gesetzlich Krankenversicherten mit Inkrafttreten des *Hospiz- und Palliativgesetzes* geschlossen hat. Dieses hat den Leistungsumfang der Krankenbehandlung in einem gesonderten Artikel ausdrücklich um die *allgemeine ambulante palliative Versorgung* erweitert (vgl. a. *§ 27 Abs. 1 Satz 3 SGB V*).

Diesem Auftrag verpflichtet, hat der bereits mehrfach erwähnte *Gemeinsame Bundesausschuss* in der Richtlinie über die »Häusliche Krankenpflege« die davon erfassten Leistungen der Palliativpflege konkretisiert, um diese für die ambulanten Pflegedienste abrechenbar zu gestalten.

Konsequenterweise hat der Gesetzgeber den Leistungsumfang der Häuslichen Krankenpflege sowohl bei der *Vermeidungspflege* als auch der *Sicherungspflege* dementsprechend angepasst. Er hat dies vor allem in Ansehung der Tatsache vollzogen, dass vielen Versicherten die wesentlich umfangreicheren Leistungen der SAPV versagt bleiben werden. Daher wurde die erheblich geringere Betreuungsleistung der *allgemeinen ambulanten Palliativversorgung* in das Leistungsspektrum der *Häuslichen Krankenpflege* eingebettet:

§ 37 Absatz 2 b Sätze 1 und 2 Sozialgesetzbuch Fünftes Buch §

Die Häusliche Krankenpflege nach den Absätzen 1 und 2 umfasst auch die ambulante Palliativversorgung. Für Leistungen der ambulanten Palliativversorgung ist regelmäßig ein begründeter Ausnahmefall im Sinn des Absatzes 1 Satz 5 anzunehmen.

Tammy in Fall 8 wird daher vorerst auf die Inanspruchnahme der Häuslichen Krankenpflege, in aller Regel in Form der Sicherungspflege verwiesen werden.

Die ungenaue Interpretation ihrer sicherlich begrenzten Lebenserwartung entspricht nicht den strengen Anforderungen, um einen Anspruch auf SAPV begründen zu können, da diese noch nicht nach Tagen, Wochen oder Monaten berechenbar ist.

Auch diese Leistungsart unterliegt der Verordnungspflicht durch einen Vertrags- bzw. Krankenhausarzt.

5.5 Exkurs: Wichtigste Regelungen des Hospiz- und Palliativgesetzes

Wie innerhalb der Zielsetzung der SAPV stand auch bei Verabschiedung und Inkrafttreten dieses Gesetzes Ende 2015 die Absicht des Gesetzgebers im Vordergrund, Menschen die Chance einzuräumen, die letzte Lebensphase mit einem Höchstmaß an Selbstbestimmung unter Wahrung ihrer Würde zu gestalten.

Um diesem Anspruch gerecht zu werden, kam es zu umfangreicheren Änderungen bzw. Neuerungen, die vor allem drei Kernbereiche der Sozialgesetzgebung betrafen:

- die Bestimmungen des Rechts der gesetzlichen Krankenversicherung SGB V,
- die Bestimmungen des Rechts der sozialen Pflegeversicherung SGB XI,
- die Bestimmungen des Krankenhausfinanzierungsgesetzes.

Die unterschiedlichen Leistungserbringer, die hierbei als Adressaten der daraus resultierenden Verpflichtungen in Frage kommen – Hospiz- und Palliativdienste, Ambulante Pflegedienste, stationäre Einrichtungen der Altenpflege, Kliniken und Ärzte) – waren bzw. sind seither bestrebt, ihre Leistungen neu mit den Kostenträgern zu verhandeln.

Darüber hinaus mussten auch Arbeitsabläufe differenziert entwickelt werden, die zwangsläufig auch zu geänderten Qualitätsstandards führten:

- Dies betraf zum einen den vertragsärztlichen Bereich. Hier waren die Selbstverwaltungsträger aufgefordert, zur Steigerung von Effizienz und Qualität der Palliativversorgung nicht nur die nunmehr zu vergütenden Leistungen neu zu vereinbaren, sondern auch allgemein zur Förderung der Netzwerkarbeit beizutragen.
- Darüber hinaus kam sowohl den stationären Kinder- als auch den Erwachsenenhospizen eine verbesserte Finanzausstattung in Form von deutlich angehobenen Tagessätzen zugute (vgl. a. *§ 39 a Absatz 1 Sätze 2, 3 und 5* sowie *§ 39 Absatz 2 SGB V*).
- Im Schnittstellenbereich zwischen gesetzlicher Krankenkasse und sozialer Pflegekasse ist die *Sterbebegleitung* nunmehr seit Mitte 2016 immanenter Bestandteil des Versorgungsauftrages der sozialen Pflegeversicherung (vgl. a. *§ 28 Absatz 5 SGB V*).

§

§ 28 Absatz 5 Sozialgesetzbuch Fünftes Buch

Pflege schließt Sterbebegleitung mit ein. Leistungen anderer Sozialleistungsträger bleiben unberührt.

- In Erfüllung dieses neuen Versorgungsmandats werden stationäre Pflegeeinrichtungen – neben der schon seit Anfang 2014 vorgeschriebenen Darstellung der ärztlichen Versorgung respektive der Arzneimittelversorgung als Bestandteil der in die Qualitätsprüfung einbezogenen Kriterien – dazu verpflichtet, entsprechende *Kooperationsverträge* mit Haus- und Fachärzten abzuschließen. Dadurch erhalten die in den Leistungsauftrag eingebundenen Mediziner eine zusätzliche Vergütung.
- In diesem Zusammenhang müssen stationäre Pflegeeinrichtungen – ebenfalls seit Mitte 2016 – mit ambulanten Hospizdiensten zusammenarbeiten und ihre Kooperation mit vernetzten Hospiz- und Palliativ Care Teams transparent machen;

§ 114 Absatz 1 Satz 6 Ziff. 3 Sozialgesetzbuch Elftes Buch

§

Sie sollen insbesondere auf Folgendes hinweisen:
3. ab dem 1. Juli 2016 auf die Zusammenarbeit mit einem Hospiz- und Palliativnetz.

- Flankierend hierzu sind für stationäre Pflegeeinrichtungen gesetzliche Rahmenbedingungen für das Vorhalten einer Versorgungsplanung für Menschen in ihrer letzten Lebensphase geschaffen worden. Danach sind die hieraus abzuleitende individuelle und umfassende medizinische, psychosoziale und seelsorgerische Betreuung *und* Begleitung von den Krankenkassen zu finanzieren (vgl. a. *§ 132 g Absatz 1 Satz 1, Absatz 4 SGB V*).
- Auch in bundesdeutschen Krankenhäusern ist in den vergangenen Jahren permanent der Auf- und Ausbau einer eigenständigen Hospizkultur stark vorangetrieben worden. Diese konnten bereits seit 2017 individuelle *Zusatzentgelte* für multiprofessionell arbeitende Palliativdienste mit den Kostenträgern verhandeln. Alternativ können sich Krankenhäuser jedoch auch zur Zusammenarbeit mit externen Anbietern entschließen. Seit 2019 sind jedoch in jedem Fall *bundeseinheitliche Zusatzentgelte* entsprechend den Vorgaben der Musterverträge vorgesehen!
- Korrespondierend zu den erweiterten Zusatzaufträgen wurden auch die Ansprüche der Versicherten selbst auf individuelle Beratung und Hilfestellung gegenüber den Trägern der gesetzlichen Krankenversicherung angepasst:

§ 39 Absatz 1 Sätze 1 bis 3 Sozialgesetzbuch Fünftes Buch

Versicherte haben Anspruch auf individuelle Beratung und Hilfestellung durch die Krankenkassen zu den Leistungen der Hospiz- und Palliativversorgung. Der Anspruch umfasst auch die Erstellung einer Übersicht der Ansprechpartner der regional verfügbaren Beratungs- und Versorgungsangebote. Die Krankenkasse leistet bei Bedarf Hilfestellung bei der Kontaktaufnahme und Leistungsinanspruchnahme.

Im Vordergrund stehen insoweit vor allem persönliche Vorsorgemöglichkeiten wie beispielsweise die verbindliche Abfassung einer so genannten *Patientenverfügung* (vgl. a. *§§ 1901 a und § 1901 b BGB*).

Diese kann als zivilrechtliche Bevollmächtigung oder aber auch als Betreuungsanordnung in Erscheinung treten.

5.6 Exkurs: Wichtigste Regelungen des Pflegepersonalstärkungsgesetzes mit Auswirkungen auf das SGB V

Intention des Anfang 2019 in Kraft getretenen *Pflegepersonalstärkungsgesetzes* ist es, im Rahmen eines umfangreichen Maßnahmenkatalogs die Rahmenbedingungen der Kranken – und Altenpflege vor allem durch Schaffung verbesserter Arbeitsbedingungen neu zu definieren. Hiervon sollen auch die gesetzlich Versicherten und die Leistungserbringer selbst profitieren. Dies betrifft vor allem den Schnittstellenbereich der Leistungen nach SGB V und SGB XI:

§

§ 301 Absatz 2 a Satz 1 Sozialgesetzbuch Fünftes Buch

Die Krankenkassen haben den nach § 108 zugelassenen Krankenhäusern einen bestehenden Pflegegrad gemäß § 15 des Elften Buches eines Patienten oder einer Patientin unverzüglich zu übermitteln, sobald ihnen das Krankenhaus anzeigt, dass es den Patienten oder die Patientin zur Behandlung aufgenommen hat.

5.6.1 Versorgung von Pflegepersonen und Pflegebedürftigen während einer stationären Rehabilitation

Fall 9

Abel, der bislang seinen Vater als Pflegeperson gepflegt hat, muss nun selbst im Rahmen einer medizinischen Rehabilitation stationär versorgt werden. Er möchte wissen, ob es sich arrangieren ließe, auch in dieser Zeit den unmittelbaren Kontakt zu seinem pflegebedürftigen Vater aufrechtzuerhalten.

Jeder gesetzlich Krankenversicherte kann rehabilitativ notwendig erscheinende Maßnahmen beanspruchen. Insofern bestand auch nach bislang geltendem Recht ein Anspruch auf eine Begleitperson bei stationärer Behandlung (vgl. a. *§ 11 Abs. 2 und Abs. 3 SGB V*).

Wie im Rahmen der Krankenhausbehandlung stehen jedoch auch die Leistungen zur *medizinischen Rehabilitation* grundsätzlich unter dem Vorbehalt »ambulant vor stationär«.

§ 40 Absatz 1 Satz 1 Sozialgesetzbuch Fünftes Buch §

Reicht bei Versicherten eine ambulante Krankenbehandlung nicht aus, um die in § 11 Abs. 2 beschriebenen Ziele zu erreichen, erbringt die Krankenkasse aus medizinischen Gründen erforderliche ambulante Rehabilitationsleistungen in Rehabilitationseinrichtungen […].

Allerdings kann auch hier die generelle Nachrangigkeit der stationären Variante der Leistungsausführung aufgehoben sein:

§ 40 Absatz 2 Satz 1 Sozialgesetzbuch Fünftes Buch §

Reicht die Leistung nach Absatz 1 nicht aus, erbringt die Krankenkasse die erforderliche stationäre Rehabilitation mit Unterkunft und Verpflegung in einer nach § 37 Absatz 3 des Neunten Buches zertifizierten Rehabilitationseinrichtung, mit der ein Vertrag nach § 111 besteht.

Abel ist in Fall 9 daher berechtigt, unter Umständen nicht nur ambulante Rehabilitationsleistungen in Anspruch zu nehmen, sondern sich in einer stationären Rehabilitationseinrichtung, die mit dem Krankenversicherer einen entsprechenden Versorgungsvertrag abgeschlossen hat, behandeln zu lassen.

Nach neuerer Gesetzeslage ist gerade diese Zusicherung einer stationären Rehabilitation nun leichter zu verwirklichen, da unter folgender Voraussetzung der grundsätzliche Vorrang der ambulanten Versorgungsvariante nicht mehr geprüft werden muss bzw. entfällt:

§ 40 Absatz 2 Satz 2 Sozialgesetzbuch Fünftes Buch §

Für pflegende Angehörige erbringt die Krankenkasse stationäre Rehabilitation unabhängig davon, ob die Leistung nach Absatz 1 ausreicht.

Das bedeutet, dass eine Pflegeperson unabhängig davon, ob eine ambulante Behandlung als solche ausreichte, Leistungen der stationären Rehabilitation beanspruchen kann.

Darüber hinaus erstreckt sich dieser Anspruch auch auf die zu pflegende Person:

§

§ 40 Absatz 3 Satz 2 und 3 Sozialgesetzbuch Fünftes Buch

Bei einer stationären Rehabilitation haben pflegende Angehörige auch Anspruch auf die Versorgung der Pflegebedürftigen, wenn diese in derselben Einrichtung aufgenommen werden. Sollen die Pflegebedürftigen in einer anderen als in der Einrichtung der pflegenden Angehörigen aufgenommen werden, koordiniert die Krankenkasse mit der Pflegekasse der Pflegebedürftigen deren Versorgung auf Wunsch der pflegenden Angehörigen und mit Einwilligung der Pflegebedürftigen.

Abel kann daher in Fall 9 durchsetzen, dass sein pflegebedürftiger Vater in derselben stationären Einrichtung wie er selbst betreut und verpflegt wird. Alternativ könnte der Vater, sofern er damit einverstanden wäre, während dieser Zeit auch Aufnahme in einer anderen Einrichtung erfahren (vgl. a. *§ 40 Abs. 3 Satz 3 SGB V*).

5.6.2 Genehmigungsfreie Krankenfahrten

Schließlich ist noch auf eine weitere, neu eingefügte *Kostentragungsregelung* hinzuweisen, die eine Genehmigung durch die Krankenkassen bei Krankenfahrten unter den in dieser Vorschrift besonders genannten Voraussetzungen ersetzt. Danach ist es ausreichend, die Krankenfahrt unter Einreichung der ärztlichen Verordnung bzw. Darlegung des Status als pflegebedürftige respektive schwerbehinderte Person anzutreten. Von dieser Vereinfachungsregel können die nachfolgend benannten Personen profitieren:

§

§ 60 Absatz 1 Satz 5 Sozialgesetzbuch Fünftes Buch

Für Krankenfahrten zur ambulanten Behandlung gilt die Genehmigung nach Satz 4 als erteilt, wenn eine der folgenden Voraussetzungen vorliegt:

1. *ein Schwerbehindertenausweis mit dem Merkkennzeichen »aG«, »Bl« oder »H«,*
2. *eine Einstufung gemäß § 15 des Elften Buches in den Pflegegrad 3, 4, oder 5, bei Einstufung in den Pflegegrad 3 zusätzlich eine dauerhafte Beeinträchtigung der Mobilität, oder*
3. *bis zum 31. Dezember 2016 eine Einstufung in die Pflegestufe 2 gemäß § 15 des Elften Buches in der am 31. Dezember 2016 geltenden Fassung und seit dem 1. Januar 2017 mindestens eine Einstufung in den Pflegegrad 3.*

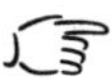

Auf die im Zuge des Pflegepersonalstärkungsgesetzes geänderten Vorschriften des SGB XI wird in *Abschnitt 10* näher eingegangen.

6 Strukturen der sozialen Pflegeversicherung

Die Vermeidung von Pflegebedürftigkeit wird seit langem als gesamtgesellschaftliche Aufgabe begriffen. Bereits mit Einführung der sogenannten *sozialen Pflegeversicherung* Anfang 1995 wurde an die Eigenverantwortung der Betroffenen appelliert:

§ 6 Absatz 1 Sozialgesetzbuch Elftes Buch

Die Versicherten sollen durch gesundheitsbewußte Lebensführung, durch frühzeitige Beteiligung an Vorsorgemaßnahmen und durch aktive Mitwirkung an Krankenbehandlung und Leistungen zur medizinischen Rehabilitation dazu beitragen, Pflegebedürftigkeit zu vermeiden.

§

Aber auch bei bereits eingetretener Pflegebedürftigkeit wird die teilweise oder gar vollständige Wiedererlangung bzw. Erhaltung der körperlichen, geistigen und seelischen Ressourcen angestrebt. Insofern richtet das Gesetz auch eine klare Forderung an die Betroffenen selbst:

§ 6 Absatz 2 Sozialgesetzbuch Elftes Buch

Nach Eintritt der Pflegebedürftigkeit haben die Pflegebedürftigen an Leistungen zur medizinischen Rehabilitation und der aktivierenden Pflege mitzuwirken, um die Pflegebedürftigkeit zu überwinden, zu mindern oder eine Verschlimmerung zu verhindern.

§

Neben diesem Prinzip der aktivierenden Pflege verfolgen die Leistungen der sozialen Pflegeversicherung das Ziel, pflegebedürftigen Menschen ungeachtet ihres Hilfebedarfs ein weitgehend selbstbestimmtes Leben zu ermöglichen, das der menschlichen Würde entspricht. Insbesondere soll auch ethischen und religiösen Gesichtspunkten Rechnung getragen werden. In diesem Zusammenhang ist den Wünschen der Pflegebedürftigen nach gleichgeschlechtlicher Pflege ebenfalls zu entsprechen (vgl. a. *§ 2 Abs. 2 und 3 SGB XI*).

6.1 Grundsätze der sozialen Pflegeversicherung

Die als bislang letzte Säule der Sozialversicherung etablierte soziale Pflegeversicherung trägt seit 1995 dazu bei, zumindest einen Teil des Bedarfs der Versicherten abzudecken, der bei erstmaligem Auftreten von Pflegebedürftigkeit notwendig werden kann. Mittlerweile ist sie hierzulande zu einem wichtigen Bestandteil der sozialen Sicherung geworden.

Sie bezieht als leistungsverpflichtete Adressaten sowohl die ambulanten als auch die stationären Leistungserbringer ebenso wie die Kostenträger, die *Pflegekassen*, mit ein (► Kap. 1; *§ 1 Abs. 3 und 4 SGB XI*).

Bis heute haben sich bei den unterschiedlichsten Formen, über die Leistungen durch die Pflegekassen gewährt werden können, folgende Grundsätze behauptet:

6.1.1 Wirtschaftlichkeit

Damit alle einschlägig benötigten Leistungen mit einem Höchstmaß an Effizienz erbracht werden können, stellt auch die soziale Pflegeversicherung diesbezüglich die gemeinsamen Anstrengungen aller in den Leistungsprozess einzubeziehenden Akteure besonders heraus:

§

§ 4 Absatz 3 Sozialgesetzbuch Elftes Buch

Pflegekassen, Pflegeeinrichtungen und Pflegebedürftige haben darauf hinzuwirken, dass die Leistungen wirksam und wirtschaftlich erbracht und nur in notwendigem Umfang in Anspruch genommen werden.

Dieser Forderung entspricht spiegelbildlich das Selbstverständnis des Gesetzgebers, die Leistungen der sozialen Pflegeversicherung nur im Sinne einer *Teilkaskoversicherung* zu begreifen. Denn innerhalb der einzelnen Leistungssegmente werden jeweils Pauschal- bzw. Höchstbeträge festgesetzt und darüber hinaus relativ hohe Hürden im Hinblick auf die Anerkennung von Pflegebedürftigkeit aufgestellt.

6.1.2 Wahlrecht

Hinsichtlich der Art der Inanspruchnahme der verschiedenen Versorgungsangebote wird pflegebedürftigen Menschen ein Wahlrecht eingeräumt. Es ist Ausdruck des diesen zuerkannten Selbstbestimmungsrechts (vgl. a. *§ 2 Satz 1 und Satz 2 SGB XI*).

Allerdings erfährt das Wahlrecht, die Versorgung ambulant oder aber stationär abzusichern, eine nicht unwesentliche Einschränkung durch den oben beschriebenen Wirtschaftlichkeitsgrundsatz, der vor allem den Entscheidungsspielraum für jene pflegebedürftigen Menschen einengt, die ergänzend auf *Transferleistungen* der Sozialhilfeträger angewiesen bleiben (vgl. a. *§ 9 Abs. 2 SGB XII*).

Im selben Zusammenhang ist auch die Verpflichtung der Pflegekassen zur Übermittlung von *Preis- und Vergleichslisten* an die Versicherten unmittelbar im Anschluss an die erstmalige Antragstellung zu sehen. Auf diese Weise wird frühzeitig Transparenz im Hinblick auf die Kosten bei Inanspruchnahme der diversen Leistungsanbieter hergestellt (vgl. a. *§ 7 Abs. 3 Satz 1 SGB XI*).

6.1.3 Vorrang der häuslichen vor der stationären Versorgung

Die vom Gesetzgeber unverhohlen privilegierte ambulante Pflege engt das oben beschriebene Wahlrecht der Versicherten ein Stück weit ein (vgl. a. *§ 3 SGB XI*).

Bestreben des Gesetzgebers ist es, durch zahlreiche alternative Angebote vor allem die *Pflegebereitschaft* der Angehörigen zu erhöhen.

6.1.4 Rehabilitation vor Pflege

Im Rahmen ihres Leistungsrechts haben die Pflegekassen zu erwägen, ob nicht *vorrangig* zu den Pflegeleistungen die der *medizinischen Rehabilitation* erbracht werden können, um das Schicksal von Pflegebedürftigkeit zu verringern oder ganz abzuwenden (vgl. a. *§ 5 Abs. 4 und 6 SGB XI*).

In diesem Zusammenhang ist dem MDK die Möglichkeit eingeräumt worden, eine gesonderte *Präventions- und Rehabilitationsempfehlung* bereits zeitgleich mit der Mitteilung über das Ergebnis der Pflegebegutachtung abzugeben (vgl. a. ► Kap. 5.3.3).

6.2 Maßgebliche Fristen für Begutachtung und Bescheiderteilung

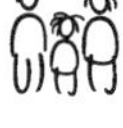

Fall 10

Der Versicherte Victor – bekannt aus Fall 1 – hatte einen erstmaligen Antrag auf Leistungen der sozialen Pflegeversicherung gestellt. Er möchte wissen, innerhalb welchen zeitlichen Rahmens er mit einer Begutachtung durch den Medizinischen Dienst der Krankenversicherung rechnen darf. Darüber hinaus will er erfahren, ab welchem Zeitpunkt er eine verbindliche Aussage über das Ergebnis dieser Begutachtung erwarten darf und ob man der Pflegekasse dabei ein wenig »auf die Sprünge« helfen kann, wie er sich ausdrückt.

Er, der in seiner Häuslichkeit versorgt sein und bleiben möchte, würde sich im Falle befürworteter Pflegebedürftigkeit gerne der Kompetenz eines von ihm beauftragten ambulanten Pflegedienstes anvertrauen wollen. In diesem Zusammenhang möchte er wissen, ab welchem konkreten Zeitpunkt er Leistungen gewährt bekommt.

Auch bei beantragten und auszuführenden Leistungen der Pflegekasse kommt es maßgeblich auf die Einhaltung bestimmter gesetzlich vorgegebener *Fristen* an.

Hier stellt sich zunächst die Frage, innerhalb welcher Zeit ab Eingang des Antrags – das entsprechende Datum weist die versicherte Person im besten Fall mittels Einwurfeinschreibens nach – die Begutachtung zu erfolgen hat. Dabei hat die antragstellende Person diese grundsätzlich in der eigenen *Häuslichkeit* oder im eigenen Wohnbereich zu ermöglichen. Andernfalls kann die Pflegekasse die beantragten Leistungen verweigern (vgl. a. *§ 18 Abs. 2 Satz 1 und 2 SGB XI*).

Victor in Fall 10 darf wie jede andere versicherte Person davon ausgehen, dass die Pflegekasse seinen Antrag unverzüglich an den medizinischen Dienst der Krankenversicherung oder einschlägig beauftragte Gutachter weitergibt (vgl. a. *§ 18 Abs. 3 Satz 1 SGB XI*).

Diese Stellen müssen die Begutachtung als solche zeitnah durchführen:

§

§ 18 Absatz 3 a Satz 1 Ziff. 1 und 2 Sozialgesetzbuch Elftes Buch

Die Pflegekasse ist verpflichtet, dem Antragsteller mindestens drei unabhängige Gutachter zur Auswahl zu benennen,

1. *soweit nach Absatz 1 unabhängige Gutachter mit der Prüfung beauftragt werden sollen oder*
2. *wenn innerhalb von 20 Arbeitstagen ab Antragstellung keine Begutachtung erfolgt ist.*

Der Gesetzgeber geht daher im Umkehrschluss zu Ziffer 2 davon aus, dass der Medizinische Dienst der Krankenversicherung innerhalb von *20 Arbeitstagen* zum Zwecke der Prüfung der Pflegebedürftigkeit vorstellig werden muss, um diese noch in eigener Verantwortung durchführen zu können.

Victor in Fall 10 müsste daher in seinem privaten Umfeld vor Ablauf von zwanzig Arbeitstagen nach Eingang seines Antrages bei der Pflegekasse von den Gutachtern des medizinischen Dienstes besucht und begutachtet werden.

Die Erhebungen des MDK auf der Basis des Neuen Begutachtungsassessments – eingeführt durch das Pflegestärkungsgesetz mit dessen zweiter Reformstufe zum 1.1.2017 – geben sodann den Ausschlag für die vorzubereitende Entscheidung der Pflegekasse in einem förmlichen Leistungsbescheid. Dieser Verwaltungsakt muss innerhalb einer bestimmten Zeitspanne gegenüber der antragstellenden Person ergehen:

§ 18 Absatz 2 Satz 2 Sozialgesetzbuch Elftes Buch

Dem Antragsteller ist spätestens 25 Arbeitstage nach Eingang des Antrags bei der zuständigen Pflegekasse die Entscheidung der Pflegekasse schriftlich mitzuteilen.

Sollte daher in Fall 10 die Begutachtung in der Häuslichkeit Victors durch den MDK erst am 20. Arbeitstag nach Antragstellung erfolgt sein, verbliebe den zuständigen Sachbearbeitern lediglich ein Zeitraum von gerade einmal fünf Arbeitstagen zur Abfassung des schriftlichen Bescheids.

6.3 Sonderfall Eilbegutachtung

Oft wird die Begutachtung in der Praxis unter prekären Umständen, die die versicherte Person betreffen, durchzuführen sein. Hier muss eine Klärung etwaiger Pflegebedürftigkeit wesentlich früher herbeigeführt werden, um den Bedürfnissen der Betroffenen nach Einschätzung und Begleitung ihrer pflegerischen Versorgung schnellstmöglich gerecht zu werden. Der Gesetzgeber hat insofern folgende Akutsituationen im Blick:

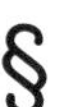

§ 18 Absatz 3 Satz 3 Sozialgesetzbuch Elftes Buch

Befindet sich der Antragsteller im Krankenhaus oder in einer stationären Rehabilitationseinrichtung und

1. *liegen Hinweise vor, dass zur Sicherung der ambulanten oder stationären Weiterversorgung und Betreuung eine Begutachtung in der Einrichtung erforderlich ist, oder*
2. *wurde die Inanspruchnahme von Pflegezeit nach dem Pflegezeitgesetz gegenüber dem Arbeitgeber der pflegenden Person angekündigt oder*
3. *wurde mit dem Arbeitgeber der pflegenden Person eine Familienpflegezeit nach § 2 Absatz 1 des Familienpflegezeitgesetzes vereinbart,*
4. *ist die Begutachtung dort unverzüglich, spätestens innerhalb einer Woche nach Eingang des Antrages bei der zuständigen Pflegekasse durchzuführen.*

Eine derartige Schnelleinstufung, die sich zumeist als bloße Begutachtung nach Aktenlage darstellen wird, ist zudem auch für Menschen, die sich in einem Hospiz befinden oder für die ambulante palliative Versorgung erbracht wird, vorgesehen (vgl. a. *§ 18 Abs. 3 Satz 4 SGB XI*).

Praktische Bedeutung erlangen diese Eilbegutachtungen vor allem beim vorläufigen Übergang der versicherten Person in eine *vollstationäre Pflege-*

einrichtung im *Rahmen der Kurzzeitpflege* im Nachgang zu einem Krankenhausaufenthalt oder zu einer Maßnahme der medizinischen Rehabilitation in einer Rehabilitationsklinik.

6.4 Relevanz der Schnelleinstufung für berufstätige Pflegepersonen

Die Notwendigkeit, äußerst rasch Klärung über eine mögliche Pflegebedürftigkeit und damit auch eine abgesicherte Finanzierung der Inanspruchnahme von Leistungen durch die Pflegekassen herbeizuführen, ist auch im Interesse der pflegebedürftigen Angehörigen, der *Pflegepersonen*.

Denn diese müssen, sofern sie bei ihrem Arbeitgeber um eine zu gewährende *Pflegezeit* respektive *Familienpflegezeit* nachfragen, diesem nicht nur sehr zeitnah den Bescheid der Pflegekasse vorlegen, der die zu betreuende Person als pflegebedürftig ausweist. Vielmehr sind sie auch gehalten, den weiteren Bescheid der Pflegekasse, der sie eigens als Pflegepersonen benennt und berechtigt, dem Arbeitgeber zur Kenntnisnahme zu übermitteln.

Neben diesen beiden Möglichkeiten, auf eine plötzlich auftretende Pflegebedürftigkeit in ihrem Umfeld zu reagieren, können nahe Angehörige oder Partner auch für bis zu zehn Tage von der Arbeit fern bleiben. In dieser ersten kritischen Phase können sie sich effektiv der Organisation einer bedarfsgerechten pflegerischen Versorgung widmen.

Die im Hinblick auf die finanzielle Absicherung bislang klaffende Lücke – betroffene Arbeitnehmer und Arbeitnehmerinnen besitzen insofern keinen Vergütungsanspruch gegenüber ihrem Arbeitgeber, wenn sie der Arbeit fernblieben – ist mittlerweile geschlossen worden:

§ 44 a Absatz 3 Satz 1 Sozialgesetzbuch Elftes Buch

Für kurzfristige Arbeitsverhinderung nach § 2 Pflegezeitgesetz hat ein Beschäftigter oder eine Beschäftigte im Sinne des § 7 Abs. 1 des Pflegezeitgesetzes, die oder der für diesen Zeitraum keine Entgeltfortzahlung vom Arbeitgeber und kein Kranken- oder Verletztengeld bei Erkrankung oder Unfall […] beanspruchen kann, Anspruch auf einen Ausgleich für entgangenes Arbeitsentgelt (Pflegeunterstützungsgeld) bis zu insgesamt zehn Arbeitstage.

Dieses so genannte *Pflegeunterstützungsgeld* wird von der Pflegekasse der pflegebedürftigen Person gewährt. Voraussetzung ist allerdings, dass der

Antrag unverzüglich unter Vorlage einer ärztlichen Bescheinigung gestellt wird.

Zum anderen haben die Beschäftigten die Möglichkeit, sofern sie einem Betrieb von regelmäßig mehr als 15 Beschäftigten angehören, sich ganz oder teilweise für die Dauer von insgesamt bis zu sechs Monaten von der Arbeit freistellen zu lassen. Auch im Hinblick auf die hier gegenüber dem Arbeitgeber vorzunehmende Anzeige bedarf es der raschen Glaubhaftmachung durch die oben erwähnten gesonderten Bescheide.

Allerdings hat sich in der Praxis die vollständige Arbeitsbefreiung nach dem *Pflegezeitgesetz* wenig bewährt, da insoweit kein Vergütungsanspruch und darüber hinaus lediglich eine weitere Absicherung im Rahmen der Arbeitslosen- und Rentenversicherung besteht. Es bedarf daher hier der eigenständigen Absicherung der Pflegeperson selbst innerhalb der Kranken- und Pflegeversicherung.

Es ist daher sinnvoller, wenn Pflegepersonen nur eine teilweise Freistellung von der Tätigkeit nach dem Pflegezeitgesetz anstreben. Auch diese ist grundsätzlich zu gewähren, sofern ihr keine betrieblichen Gründe entgegenstehen. Die antragstellende Person ist allerdings verpflichtet, genauere Angaben zur Verteilung der gewünschten reduzierten Arbeitszeit schriftlich einzureichen, um dem Arbeitgeber entsprechende Dispositionen noch zeitnah zu ermöglichen.

Dergleichen ist auch bei der Inanspruchnahme der Familienpflegezeit nach dem Familienpflegezeitgesetz zu beachten. Diese bedarf ebenfalls der Zustimmung des Arbeitgebers. Hier gilt:

- Es besteht die Möglichkeit, innerhalb eines zeitlichen Rahmens von bis zu zwei Jahren die Arbeitszeit auf bis zu 15 Wochenstunden zu mindern.
- Dabei wird nur die Hälfte der Differenz zwischen dem bislang erzielten und dem nunmehr reduzierten Arbeitsentgelt gewährt (vgl. a. unten *zu Fall 14*).
- Arbeitet die Pflegeperson dann später wieder in Vollzeit, erhält sie in dieser Phase solange das gleichermaßen verminderte Entgelt, bis sich die Zahlungen ausgeglichen haben (vgl. a. unten zu *Fall 14*).

6.5 Sanktionsmöglichkeiten bei Fristüberschreitung

Die Nichtbeachtung der gesetzlich vorgesehenen Begutachtungs- und Bescheiderteilungsfristen durch die Pflegekassen wird nunmehr auch gesetzlich geahndet:

§

§ 18 Absatz 3 b Satz 1 Sozialgesetzbuch Elftes Buch

Erstellt die Pflegekasse den schriftlichen Bescheid über den Antrag nicht innerhalb von 25 Arbeitstagen oder wird eine der in Absatz 3 genannten verkürzten Begutachtungsfristen nicht eingehalten, hat die Pflegekasse nach Fristablauf für jede begonnene Woche der Fristüberschreitung unverzüglich 70 € an den Antragsteller zu zahlen.

Sollten daher in Fall 10 die einschlägigen Fristen von der Pflegekasse bzw. dem MDK nicht eingehalten worden sein, könnte Victor für jede Woche der Fristüberschreitung einen Betrag in Höhe von 70 € quasi als Verzögerungsschaden geltend machen. Allerdings müsste er insoweit der Pflegekasse ein Verschulden nachweisen (vgl. a. *§ 18 Abs. 3 b Satz 2 SGB XI*).

Ohne Sanktionsfolgen bleiben darüber hinaus auch Verzögerungen im Rahmen der Begutachtung bei bereits eingestuften Versicherten in stationären Pflegeeinrichtungen (vgl. a. *§ 18 Abs. 3 b Satz 2 2. Halbsatz SGB XI*).

6.6 Maßgeblicher Leistungsbeginn

Keine Probleme bereitet die zutreffende Bestimmung des Beginns bei Leistungen der sozialen Pflegeversicherung im stationären Bereich: hier werden die einschlägigen Pauschalen regelmäßig ab dem Tag der Heimaufnahme gewährt und enden mit dem Tag, an dem das Wohn- und Betreuungsvertragsverhältnis – in der Regel mit dem Tod der versicherten Person – endet.

Differenzierter gestaltet sich dagegen die korrekte Ermittlung des *Leistungsbeginns* im ambulanten Bereich, wobei es keinen Unterschied macht, ob *Pflegegeld* (für eine selbst organisierte Pflege zuhause), *Pflegesachleistung* (im Rahmen der Beauftragung eines ambulanten Pflegedienstes) oder die *Kombinationsleistung* bei nur teilweiser Inanspruchnahme von professionellen Pflegekräften) in Anspruch genommen werden soll.

Hier sind drei verschiedene Konstellationen denkbar, bei denen folgende Gesichtspunkte entscheidend sind:

- Das Datum des Eingangs des Leistungsantrags; dieses ist im Regelfall entscheidend, siehe (► Kap. 6.6.1).
- Das Datum der Gutachtenerstellung.
- Der Zeitpunkt, ab dem Pflegebedürftigkeit im Gutachten selbst festgestellt worden ist (► Kap. 6.6.2; ► Kap. 6.6.3).

6.6.1 Regelfall

Dieser ist als der in der Praxis am häufigsten auftretende Fall in folgender Vorschrift geregelt:

§

§ 33 Abs. 1 Satz 1 und 2 Sozialgesetzbuch Elftes Buch

Versicherte erhalten die Leistungen der Pflegeversicherung auf Antrag. Die Leistungen werden ab Antragstellung gewährt [...]

Folgendes Beispiel soll dies näher erläutern:

Datum Leistungsantrag	Datum Gutachtenerstellung	Zeitpunkt Pflegebedürftigkeit	Korrekter Leistungsbeginn
10. August	2. September	7. August	10. August

6.6.2.1 Variante

Schwieriger ist die Ermittlung des zutreffenden Leistungsbeginns unter den nachfolgend aufgeführten Voraussetzungen:

Datum Leistungsantrag	Datum Gutachtenerstellung	Zeitpunkt Pflegebedürftigkeit	Korrekter Leistungsbeginn
10. August	2. September	14. Juni	?

Hier ist auffällig, dass die Gutachter des MDK den Zeitpunkt der Pflegebedürftigkeit weit vor Antragstellung ermittelt haben. Der Grund hierfür kann darin liegen, dass eine zwischenzeitlich nach Stellung des Antrags eingetretene Verschlechterung des Allgemeinbefindens der versicherten Person berücksichtigt wurde, die ihrerseits bereits auf eine Zeit vor Antragstellung zurückzuführen war. Hier greift eine abweichende Sonderregelung ein:

§ 33 Abs. 1 Satz 3 SGB XI

Wird der Antrag später als einen Monat nach Eintritt der Pflegebedürftigkeit gestellt, werden die Leistungen vom Beginn des Monats der Antragstellung an gewährt.

Somit ergibt sich für die erste Variante folgender Leistungsbeginn:

Datum Leistungsantrag	Datum Gutachtenerstellung	Zeitpunkt Pflegebedürftigkeit	Korrekter Leistungsbeginn
10. August	2. September	14. Juni	1. August

6.6.3.2 Variante

Schließlich gilt es noch eine weitere Situation zu berücksichtigen. Sie tritt dann ein, wenn – anders als in den beiden vorangegangenen Varianten – der Zeitpunkt, ab dem Pflegebedürftigkeit durch den MDK anerkannt worden ist, zeitlich *nach* Antragstellung liegt:

Datum Leistungsantrag	Datum Gutachtenerstellung	Zeitpunkt Pflegebedürftigkeit	Korrekter Leistungsbeginn
25. Mai	20. Juni	5. Juni	?

Hier kommt folgende einschränkende Regelung in Betracht:

§

§ 33 Abs. 1 Satz 2 2. Halbsatz

Die Leistungen werden ab Antragstellung gewährt, frühestens jedoch von dem Zeitpunkt an, in dem die Anspruchsvoraussetzungen vorliegen.

Daher bietet sich hier folgende Lösung an:

Datum Leistungsantrag	Datum Gutachtenerstellung	Zeitpunkt Pflegebedürftigkeit	Korrekter Leistungsbeginn
25. Mai	20. Juni	5. Juni	5. Juni

6.7 Ressourcenorientierter Pflegebedürftigkeitsbegriff

Mit Inkrafttreten der *Zweiten Stufe des Pflegestärkungsgesetzes Anfang 2017* hat sich der Begriff der Pflegebedürftigkeit erheblich gewandelt. Die Preisgabe des überkommenen, *defizitorientierten Pflegebedürftigkeitsbegriffs* war gleichbedeutend mit einem *Paradigmenwechsel*, der die Abkehr vom alten Pflegestufensystem und die Hinwendung zu gestaffelten *Pflegegraden* mit sich brachte.

Um eine korrekte Umsetzung zeitnah zu ermöglichen, hat der Gesetzgeber *Übergangsregelungen* formuliert, die dem davon betroffenen Kreis Versicherter, die vormals bereits Leistungen der sozialen Pflegeversicherung erhalten haben, *Bestandsschutz* vermitteln sollten.

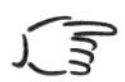

Auf diese Vertrauenstatbestände, die das SGB XI für diese Personengruppe vorgesehen hat, wird unten (▸ Kap. 6.9) näher eingegangen.

Nach dem *ressourcenorientierten Pflegebedürftigkeitsbegriff* ermitteln die Gutachter des MDK die in jedem Einzelfall zu berücksichtigenden Restfähigkeiten der zu überprüfenden Versicherten. Insbesondere wird ermittelt, ob und inwieweit jemand angesichts einer Krankheitsdiagnose noch *eigenständig* in der Lage ist, die entsprechend befürworteten therapeutischen Maßnahmen durchzuführen. Diese mehr oder minder verbliebene Kompetenz zur selbständigen Krisenintervention ist auch wesentlicher Bestandteil der Legaldefinition zum neuen Pflegebedürftigkeitsbegriff:

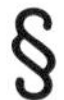

§ 14 Absatz 1 Sozialgesetzbuch Elftes Buch

Pflegebedürftig im Sinne dieses Buches sind Personen, die gesundheitlich bedingte Beeinträchtigungen der Selbständigkeit oder der Fähigkeiten aufweisen und deshalb der Hilfe durch andere bedürfen.

Es muss sich um Personen handeln, die körperliche, kognitive oder psychische Beeinträchtigungen oder gesundheitlich bedingte Belastungen oder Anforderungen nicht selbständig bewältigen können.

Die Pflegebedürftigkeit muss auf Dauer, voraussichtlich für mindestens sechs Monate, und mit mindestens der in § 15 festgelegten Schwere bestehen.

Diese Fähigkeit, noch entsprechend kompensatorisch auf eine Krankheit oder Behinderung reagieren zu können, wird besonders in einem der neu aufgenommenen Lebensbereiche des aktuellen Pflegebedürftigkeitsbegriffs, dem *Modul 5*, hervorgehoben.

Wie bislang wurde daran festgehalten, dass Pflegebedürftigkeit wenigstens für die *Dauer* von sechs Monaten vorliegen muss. Liegt dagegen nur ein vorübergehender Bedarf unterhalb dieser zeitlichen Grenze vor, können Versicherte lediglich die Leistungen der gesetzlichen Krankenversicherung, insbesondere die der Häuslichen Krankenpflege beanspruchen (▸ Kap. 5.3.7, Fall 7).

6.7.1 Neue Module und Kriterien

Im Zusammenhang mit einer sehr differenzierten Prüfung der den Versicherten verbliebenen Selbständigkeit respektive Restfähigkeiten sind zum einen bewährte Lebensbereiche übernommen worden, die bereits im Rahmen des ehemaligen, bis Ende 2016 geltenden defizitorientierten Pflegebedürftigkeitsbegriffs vorkamen.

Zum anderen sind aber nunmehr auch weitere Bereiche der Lebensführung als Module neu bzw. in abgewandelter Form aufgenommen worden. Insgesamt sind dies die Folgenden:

1. Mobilität
2. Kognitive und kommunikative Fähigkeiten
3. Verhaltensweisen und psychische Problemlagen
4. Selbstversorgung
5. Bewältigung von und selbständiger Umgang mit krankheits- oder therapiebedingten Anforderungen und Belastungen
6. Gestaltung des Alltagslebens

Im Bereich der *Mobilität*, der einen der drei ehemaligen Komplexbereiche abbildete, finden sich ebenso wie in dem der *Selbstversorgung*, der viele Elemente der vormals ausdrücklich benannten Körperpflege in sich vereint, vertraute Kriterien wieder.

Darüber hinaus lassen sich in den Modulen 2 und 3 Wertungen ausmachen, die bereits vor 2017 zur Bejahung der so genannten *eingeschränkten Alltagskompetenz* verwendet wurden.

Interessant gestaltet sich die Hinwendung zu Modul 5, da es sich bei den hierin enthaltenen Prüfkriterien, die sich den MDK-Prüfern anbieten, ausschließlich um solche der *medizinischen Behandlungspflege (!)* handelt.

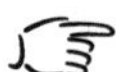

Auf diese Besonderheit wird noch unten (▸ Kap. 6.8) näher eingegangen!

Völlig neu stellt sich dagegen die Aufnahme der letzten Moduleinheit dar, die auch eine Berücksichtigung der verbliebenen Befähigung zum Anknüpfen *sozialer Kontakte* mit einbezieht.

Davon abgesehen wurde vor allem die Erfassung von Echtpflegzeiten zugunsten eines ausgeklügelten Punktebewertungssytems aufgegeben. Der Anerkennung des Zeitaufwands, wie er im Rahmen der stets umstrittenen Laienpflege als Bezugsgröße für die Zuordnung zu einer der früheren Pflegestufen herangezogen wurde, wurde damit nach mehr als zwei Jahrzehnten endgültig die Grundlage entzogen.

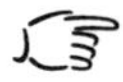

Im Rahmen der Festlegung der Vergütungen für die von ambulanten Pflegediensten erbrachten Leistungen spielen dagegen Fragen der Zeiterfassung freilich nach wie vor eine Rolle. Dies gilt unabhängig davon, ob sich die versicherte Person bei dem Abrufen von Pflegesachleistungen für die Inanspruchnahme vorgegebener Leistungskomplexe oder die Vereinbarung von *Zeitkontingenten* – wie es seit Anfang 2013 ebenfalls ermöglicht wird – entschieden haben sollte.

Auch die über viele Jahre geltende Verrichtungsbezogenheit, die bei den ehemaligen drei Komplexbereichen »Mobilität«, »Körperpflege« und »Ernährung« relevant gewesen war, wurde ersetzt durch sogenannte *Kriterien*, in die jedes der sechs Module, jeweils in Anlehnung an die hierin zum Ausdruck kommenden, unterschiedlichen pflegefachlichen Bewertungsgesichtspunkte, unterteilt wird (vgl. a. *§ 14 Abs. 2 Ziff. 1 bis Ziff. 6 SGB XI*).

Sie lauten etwa im Bereich des Moduls 1 »Mobilität« wie folgt:

§ 14 Absatz 2 Ziff. 1 Sozialgesetzbuch Elftes Buch §

Maßgeblich für das Vorliegen von gesundheitlich bedingten Beeinträchtigungen der Selbständigkeit oder der Fähigkeiten sind die in den folgenden Bereichen genannten pflegefachlich begründeten Kriterien:
1. Mobilität: Positionswechsel im Bett, Halten einer stabilen Sitzposition, Umsetzen, Fortbewegen innerhalb des Wohnbereichs, Treppensteigen;

Schließlich sind die ehemaligen unterschiedlichen Formen der Hilfeübernahme, die von der bloßen Beaufsichtigung bis hin zur vollständigen Übernahme als eingriffsintensivster Hilfestellung reichten, aufgegeben worden. Ebenso wenig spielt es nunmehr noch eine Rolle, wie oft sich eine pflegebedürftige Person fremder Hilfe, etwa beim Toilettengang, versichern muss.

Vielmehr ist nun allein entscheidend, ob überhaupt eine Unterstützung bzw. Begleitung bei mehr oder weniger feststellbarer Selbständigkeit bzw. noch vorhandenen Restfähigkeiten innerhalb dieser Kriterien notwendig wird.

Die ehemaligen Zeitkorridore, die jeder Verrichtung innerhalb der oben erwähnten drei Komplexbereiche zugewiesen worden waren, orientierten sich in der Regel nur an einer einzigen Form der Hilfe, der der vollständigen Übernahme. Mit Abschaffung der Zeitmessung als Grundlage der seinerzeitigen Pflegeeinstufung ist konsequenterweise auch auf die unterschiedlichen Intensitätsgrade, in denen sich pflegerisches Handeln vollziehen kann, weitgehend verzichtet worden.

Hervorzuheben bleibt schließlich, dass auch keine Berücksichtigung der *hauswirtschaftlichen Versorgung* im Hinblick auf die Punktewertung mehr erfolgt, die letzten Endes auf einen der fünf *Pflegegrade* hinweist.

6.7.2 Sogenannte Kategorien

Zur einzelfallgerechten Ermittlung der Intensität von Pflegebedürftigkeit wurde als formelles Instrument zur Vorbereitung der Prüfungsentscheidung des MDK ein *Neues Begutachtungsinstrument* respektive -verfahren entwickelt. Es ist den oben angeführten sechs Modulen nachgebildet, die die Orientierung an die Ressourcen der Versicherten verpflichtend vorschreiben:

§

§ 15 Abs. 1 Sozialgesetzbuch Elftes Buch

Pflegebedürftige erhalten nach der Schwere der Beeinträchtigungen der Selbständigkeit oder der Fähigkeiten einen Grad der Pflegebedürftigkeit. Der Pflegegrad wird mit Hilfe eines pflegefachlich begründeten Begutachtungsinstruments ermittelt.

Aus der ermittelten Anzahl der *Gesamtpunkte* ergibt sich die korrekte Zuweisung zu einem der fünf Pflegegrade, die begrifflich auf die unterschiedlich starken Beeinträchtigungen der Selbständigkeit bzw. Fähigkeiten Bezug nehmen (vgl. a. *§ 15 Abs. 2 Satz 6 Ziff. 1 bis 5 SGB XI*).

Den Gutachtern und Gutachterinnen des MDK stehen dabei vorab im Rahmen aller in Betracht zu ziehenden Module bei den einzelnen abzufragenden *Kriterien* jeweils immer vier verschiedene Antwortvarianten zur Verfügung:

§

§ 15 Abs. 2 Sätze 1 bis 3 Sozialgesetzbuch Elftes Buch

Das Begutachtungsinstrument ist in sechs Module gegliedert, die den sechs Bereichen in § 14 Abs. 2 entsprechen. In jedem Modul sind für die in den Bereichen genannten Kriterien die in Anlage 1 dargestellten Kategorien vorgesehen. Die Kategorien stellen die in ihnen zum Ausdruck kommenden verschiedenen Schweregrade der Beeinträchtigungen der Selbständigkeit oder der Fähigkeiten dar.

Hinsichtlich jener Antwortmöglichkeiten, der so genannten *Kategorien*, die dem Personal des MDK zur Bewertung zur Seite stehen, hat man sich in den Modulen 1, 4 und 6 auf folgende Aussagen verständigt:

- selbständig
- überwiegend selbständig
- überwiegend unselbständig
- unselbständig

Ein wenig verändert stellen sich die Antwortmöglichkeiten dar, die der MDK im Rahmen der *Kriterien* des *Moduls 2* verwenden kann. Insoweit geht es um die noch verbliebenen geistigen und sprachlichen Funktionen, bei deren Verlust der betroffenen Person ein Bedarf an psychosozialer Unterstützung zuerkannt werden kann. Insoweit sind folgende Antwortalternativen denkbar:

- Fähigkeit vorhanden/unbeeinträchtigt
- Fähigkeit größtenteils vorhanden
- Fähigkeit in geringem Maße vorhanden
- Fähigkeit nicht vorhanden

Die hieraus resultierenden Erkenntnisse, die sich aus den konkret befürworteten *Kategorien* im Hinblick auf die jeweils zu bewertenden Einzelkriterien ergeben, sind ihrerseits Bestandteil einer Risikoanalyse des MDK im Sinne der Präventions- und Rehabilitationsfähigkeit. Sie geben daher auch Aufschluss, ob die Abgabe einer *gesonderten Rehabilitationsempfehlung* – die ja gleichzeitig mit der Feststellung der Pflegebedürftigkeit zu erfolgen hat – erfolgversprechend ist (vgl. a. *§ 18 a Abs. 1 SGB XI*).

Im Rahmen der Abfragen der Kriterien des Moduls 3, bei denen es vorrangig um negative bzw. *sozial unerwünschte*, m. a. W. *unangemessene Verhaltensweisen* und *-muster* geht (wie etwa dem Auftreten von Wahnvorstellungen), ergeben die oben skizzierten Antwortmöglichkeiten, die auf den Aspekt der Selbständigkeit und die noch verbliebenen (Rest-)Fähigkeiten abstellen, keinen Sinn.

Die *Kategorien*, die Aufschluss darüber geben sollen, ob der versicherten Person trotz der hier aufgeführten Unzulänglichkeiten noch eine angemessene Reaktion auf ihr soziales Umfeld gelingt, unterscheiden daher nach der *Häufigkeit* ihres Auftretens:

- nie oder selten
- selten (ein- bis dreimal innerhalb von zwei Wochen)
- häufig (zweimal bis mehrmals wöchentlich, aber nicht täglich)
- täglich

Innerhalb des sehr komplex ausgestalteten *Moduls 5* mit den darin enthaltenen *Kriterien* sollen die darauf abgestimmten *Kategorien* dem MDK zuverlässig darüber Aufschluss geben, ob die zu begutachtende Person noch zur selbständigen *Krisenintervention* fähig ist. Hier steht die Kontrolle von Symptomen im Vordergrund, die aus Anlass einer *Krankheit* oder Behinderung zu *bewältigen* ist.

Dabei wird der versicherten Person grundsätzlich unterstellt, dass sie noch dazu in der Lage ist, einzelne der in den Kriterien zu Modul 5 zum Ausdruck kommende Maßnahmen – zumindest nach entsprechender Schulung und Motivation – eigenständig durchzuführen.

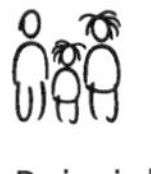

Beispiel

Eine an Bluthochdruck leidende Patientin muss zur Behandlung ihrer diagnostizierten essentiellen Hypertonie blutdrucksenkende Präparate, etwa Betarezeptorenblocker, entsprechend der ärztlich vorgegeben Dosierung mehrmals täglich zu bestimmten Zeiten einnehmen.

Ob ihr dies auch gelingt, prüft der MDK anhand von mehreren, miteinander verknüpften Antwortmöglichkeiten, aus denen sich jeweils darauf schließen lässt, ob die Fähigkeit zur *Krankheitsbewältigung* als noch vorhanden anerkannt werden kann. Daher wird hier geprüft:

- ob überhaupt ein einschlägiger Handlungsbedarf durch eine Pflegekraft besteht, weil die versicherte Person die notwendigen Maßnahmen doch nicht mehr selbständig durchführen kann
- und, falls dem so sein sollte, wie häufig diese Hilfestellung für die versicherte Person durchgeführt werden muss.

Hier werden demnach dem MDK wechselseitig sich bedingende Antwort möglichkeiten eröffnet, die nicht nur auf das *Vorkommen* als solches (benötigt jemand z. B. überhaupt Medikamente?) und auf die *Selbständigkeit bei* der Durchführung (ist diese Person noch zur eigenverantwortlichen Einnahme der verordneten Medikamente in der Lage?) abstellen, sondern auch auf die *Häufigkeit ihres Auftretens* (wie oft im Tages- oder Wochenprofil müssen die Präparate zu welchen angesetzten Zeiten eingenommen werden?).

6.7.3 Feststellung der Pflegebedürftigkeit nach Pflegegraden

Diese, zum Teil sehr differenzierten Abfragen und Antwortmöglichkeiten bilden die Grundlage für die Zuordnung zu den fünf Pflegegraden. Denn jede der *Kategorien*, die für die *Kriterien* innerhalb eines Moduls angeboten werden, ist mit einem *Einzelpunktwert* hinterlegt, der aus einer *Anlage 1* zu entnehmen ist. Diese ist als Anhang den Vorschriften des Rechts der sozialen Pflegeversicherung beigefügt worden (vgl. a. *§ 15 Abs. 2 Satz 4 SGB XI*).

Die so ermittelten *Einzelpunkte* werden wiederum einem Punktebereich zugeordnet, der nach einer weiteren *Anlage 2* für jedes Modul bestimmt wird:

§

§ 15 Abs. 2 Satz 5 Sozialgesetzbuch Elftes Buch

In jedem Modul werden die jeweils erreichbaren Summen aus Einzelpunkten nach den in Anlage 2 festgelegten Punktebereichen gegliedert.

Auf diese Weise werden die zuvor in jedem einzelnen Modul ermittelten *Einzelpunkte* in die nunmehr maßgeblichen *Gesamtpunkte* umgerechnet. Entsprechend ihrer aus Anlage 2 abzuleitenden Gewichtung ergibt sich daraus jeweils in den unterschiedlichen Modulen eine unterschiedlich hohe Maximalanzahl erzielbarer *Gesamtpunkte*:

§

§ 15 Absatz 3 Sätze 1 bis 3 Sozialgesetzbuch Elftes Buch

Zur Ermittlung des Pflegegrades sind die bei der Begutachtung festgestellten Einzelpunkte in jedem Modul zu addieren und dem in Anlage 2 festgelegten Punktbereich und den sich daraus ergebenden gewichteten Punkten zuzuord-

nen. Den Modulen 2 und 3 ist ein gemeinsamer gewichteter Punkt zuzuordnen, der aus den höchsten gewichteten Punkten entweder des Moduls 2 oder des Moduls 3 besteht. Aus den gewichteten Punkten aller Module sind durch Addition die Gesamtpunkte zu bilden.

- Mobilität (Modul 1) – maximal 10 % Gewichtung, entspricht maximal *10 Gesamtpunkten*
- Kognitive und kommunikative Fähigkeiten (Modul 2) und Verhaltensweisen und psychische Problemlagen (Modul 3) – maximal 15 % Gewichtung, entspricht maximal *15 Gesamtpunkten*
- Selbstversorgung (Modul 4) – maximal 40 % Gewichtung, entspricht maximal *40 Gesamtpunkten*
- Bewältigung von und selbständiger Umgang mit krankheits- oder therapiebedingten Anforderungen und Belastungen (Modul 5) – maximal 20 % Gewichtung, entspricht maximal *20 Gesamtpunkten*
- Gestaltung des Alltagslebens (Modul 6) – maximal 15 % Gewichtung, entspricht maximal *15 Gesamtpunkten*

Die erzielte Gesamtpunktzahl wird mit einem der Punktekorridore abgeglichen, die auf einen der fünf *Pflegegrade* verweisen (vgl. a. *§ 15 Abs. 3 Satz 4 SGB XI*).

6.8 Anerkennung der Kriterien aus Modul 5 beim SGB XI – Hilfebedarf (Schnittstelle zum SGB V)

Der nachfolgende Fall beleuchtet ein Sonderproblem, das in der Praxis hohe Relevanz besitzt und das Konkurrenzverhältnis von Leistungen der sozialen Pflegeversicherung zu denen der gesetzlichen Krankenversicherung näher hinterfragt:

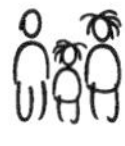

Fall 11

Der Versicherte Valentin erhält seit etwa zwei Jahren Leistungen der sozialen Pflegeversicherung in Form von Pflegesachleistungen, über die er einen ambulanten Pflegedienst finanziert. Maßgeblich für seine Einstufung in den Pflegegrad 2 war seinerzeit auch die Berücksichtigung von Kriterien des Moduls 5. Hier wurden ihm nach den Erhebungen und Feststellungen des MDK Einzelpunkte für die Kriterien »Medikation«, »Messung und Deutung von Körperzuständen« sowie »körpernahe Hilfsmittel« zuerkannt, die in Gesamtpunkte umgerechnet wurden.

Nun beantragt Valentin im Zusammenhang mit einer medizinisch notwendig gewordenen ambulanten Behandlung über seinen Hausarzt

Leistungen der Häuslichen Krankenpflege in Form der Sicherungspflege. Die Sachbearbeiterin seiner Krankenkasse, der die Erstverordnung zur Genehmigung vorgelegt worden ist, äußert sich ablehnend. Die im Rahmen der Sicherungspflege enthaltene und vorgesehene Behandlungspflege sei Valentin ja bereits damals bei Feststellung seines Hilfebedarfs durch die Pflegekasse zugebilligt worden und hätte maßgeblich zu seiner Einstufung in den Pflegegrad 2 beigetragen.

In der Folge erlässt sie unter Hinweis auf die insoweit Valentin bereits zuerkannten Leistungen seiner Pflegekasse nach dem SGB XI einen ablehnenden Bescheid. Valentin und sein Hausarzt sind perplex und zweifeln die Rechtmäßigkeit der Versagung der beantragten Leistungen an. Hätte ein Widerspruch Aussicht auf Erfolg?

Im Gegensatz zu den anderen Modulen sind die Kriterien des Moduls 5 bemerkenswerter Weise allesamt dem Bereich der *medizinischen Behandlungspflege* und damit dem Grunde nach der Leistungsverantwortung der Krankenkasse nach dem SGB V zuzuordnen.

So sind hier etwa aufgeführt:

- Versorgung mit Stoma (vgl .a. *Ziff. 5.9. der Anlage 1*)
- körpernahe Hilfsmittel (vgl. a. *Ziff. 5.7. der Anlage 1*)

Somit dürften sie eigentlich keine Berücksichtigung bei der Feststellung der graduierten Pflegebedürftigkeit nach dem SGB XI erfahren!

6.8.1 Krankheitsspezifische Pflegemaßnahmen

Unter bestimmten Voraussetzungen erlaubt das Gesetz jedoch ihre Anerkennung, sofern derartige Leistungen der Behandlungspflege sich als sogenannte *krankheitsspezifische Pflegemaßnahmen* darstellen.

§

§ 15 Abs. 5 Sozialgesetzbuch Elftes Buch

Bei der Begutachtung sind auch solche Kriterien zu berücksichtigen, die zu einem Hilfebedarf führen, für den Leistungen des Fünften Buches vorgesehen sind. Dies gilt auch für krankheitsspezifische Pflegemaßnahmen. Krankheitsspezifische Pflegemaßnahmen sind Maßnahmen der Behandlungspflege, bei denen der behandlungspflegerische Hilfebedarf aus medizinisch-pflegerischen Gründen regelmäßig und auf Dauer untrennbarer Bestandteil einer pflegerischen Maßnahme in den in § 14 Absatz 2 genannten sechs Bereichen ist oder mit einer solchen notwendig in einem unmittelbaren zeitlichen und sachlichen Zusammenhang steht.

- Die oben angeführte Stomaversorgung ist zugleich auch immanenter Bestandteil eines Kriteriums des Moduls 4: »Bewältigen der Folgen einer

Harninkontinenz und Umgang mit Dauerkatheter oder Urostoma (vgl. a. *Ziff. 4.11. zu Anlage 1*).

- Die sogenannten körpernahen Hilfsmittel gehen auf im Kriterium »An- und Auskleiden des Unterkörpers« (vgl. a. *Ziff. 4.6. zu Anlage 1*).

Da diese Maßnahmen der medizinischen Behandlungspflege demnach auch *untrennbarer Bestandteil* eines anderen Kriteriums eines anderen Modulbereichs sind, können sie bei der Begutachtung durch den MDK bei der Ermittlung des Hilfebedarfs nach SGB XI Anerkennung erfahren (vgl. a. *§ 15 Abs. 5 Satz 3 1. Alt. SGB XI*).

Dies gilt auch für den Fall, dass insoweit keine ärztliche Verordnung im Sinne des SGB V vorab vorgelegen hat. Insofern kommt daher dem MDK eine autonome Entscheidungskompetenz zu (vgl. a. Wortlaut des *§ 15 Abs. 5 Satz 1 SGB XI*).

Von einer Anerkennung ist insoweit auch in folgender Fallkonstellation auszugehen:

- Die Haut eines Neurodermitispatienten muss ausgiebig eingecremt bzw. eingefettet werden; »Einreibungen oder Kälte- und Wärmeanwendungen« (vgl. a. *Ziff. 5.5. zu Anlage 1*).
- Dieses Eincremen bzw. Einfetten der Haut steht als unerlässliche Maßnahme der medizinischen Behandlungspflege in diesem Fall in einem *unmittelbaren sachlichen und zeitlichen Zusammenhang* mit dem vorab erfolgten Baden, hier daher dem Kriterium »Duschen und Baden einschließlich Waschen der Haare« (vgl.a. *Ziff. 4.4. zu Anlage 1* und *§ 15 Abs. 5 Satz 3 2. Alt. SGB XI*).

In Fall 11 durfte der MDK daher im Rahmen der Begutachtung Valentins auch unter diesen Voraussetzungen die einschlägig zutreffenden Kriterien aus dem Modulbereich 5 als so genannte krankheitsspezifische Maßnahmen zunächst in die Einzelpunktewertung und später auch in die Gesamtpunktewertung miteinbeziehen. Letztere ist schließlich für die korrekte Zuordnung zu einem der fünf favorisierten Pflegegrade maßgeblich.

6.8.2 Anspruchskonkurrenzen zu SGB V – Leistungen (insbesondere zur Häuslichen Krankenpflege)

Wie oben erwähnt, trifft der MDK selbst die Entscheidung, ob eines der *Kriterien* des Moduls 5 in Bezug auf den Bedarf einer zu begutachteten Person zutrifft, ohne dass er sich vergewissern müsste, ob insoweit eine von der Krankenkasse genehmigte ärztliche Verordnung vorliegt.

Im Umkehrschluss muss aber auch berücksichtigt werden, dass die Feststellung eines dieser Kriterien und somit seine konsequente Anrechnung auf den Hilfebedarf nach SGB XI eine *später* erstellte ärztliche Verordnung über Leistungen der medizinischen Behandlungspflege, etwa im Rahmen einer beantragten Häuslichen Krankenpflege, keineswegs ausschließt.

Dies ergibt sich aus einer Vorschrift, die ausdrücklich auf die vorerwähnten *krankheitsspezifischen Pflegemaßnahmen* Bezug nimmt:

§

§ 13 Abs. 2 Sozialgesetzbuch Elftes Buch

Die Leistungen nach dem Fünften Buch einschließlich der Leistungen der häuslichen Krankenpflege nach § 37 des Fünften Buches bleiben unberührt. Dies gilt auch für krankheitsspezifische Pflegemaßnahmen, soweit diese im Rahmen der häuslichen Krankenpflege nach § 37 des Fünften Buches zu leisten sind.

In Fall 11 hätte daher die Krankenkasse Valentins die von dessen Hausarzt verordneten Leistungen der Sicherungspflege nach § 37 Abs. 2 Satz 1 SGB V, die dieser als notwendig für eine ambulante medizinische Behandlung ansah, nicht versagen dürfen.

Umgekehrt können auch der MDK und die Pflegekasse die sodann gewährten Leistungen der Häuslichen Krankenpflege durch die Krankenkasse nicht zum Anlass nehmen, die einmal zugunsten der versicherten Person anerkannten Punktewertungen aus dem Modulbereich 5 wiederum abzuerkennen.

Valentin ist daher in Fall 11 berechtigt, die Leistungen der Häuslichen Krankenpflege in Form der Sicherungspflege zu erhalten, ohne befürchten zu müssen, dass die Pflegekasse ihm deshalb nun die damals gewährte Anrechnung der krankheitsspezifischen Pflegemaßnahmen auf seinen Hilfebedarf wieder streitig macht und ihn deshalb etwa herabstuft.

6.9 Bestandsschutz- und Überleitungsregeln

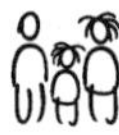

Fall 12

Der Versicherte Vadim lebt seit Anfang 2015 als eines von vier Mitgliedern in einer ambulant betreuten Wohngemeinschaft. Er erhält dort Leistungen in Form von ambulanten Pflegesachleistungen. Die Harmonie zu den übrigen drei Mitgliedern, die ebenfalls Pflegesachleistungen erhalten, wurde von Anfang an dadurch getrübt, dass Vadim geringere Leistungen als die anderen erhielt. Vadim, der seinerzeit keine Pflegestufe, sondern nur den Status als sogenannter Versicherter mit eingeschränkter Alltagskompetenz erhielt, erschien dies stets unfair. Seine drei Mitbewohner, die dagegen alle eine Einstufung in die vormalige Pflegestufe 1 – hauptsächlich wegen somatischer Einschränkungen – erfahren hatten, nahmen diese Ungleichheit als vom Gesetzgeber »gewollt« hin. Es belustigt sie sogar, dass Vadim ihnen einen gewissen Groll entgegenbringt, für den bestimmt bald gar kein Anlass mehr bestünde. Haben sie damit für die Zeit nach 2016 Recht behalten?

Die hier geschilderte Situation spiegelt einen Aspekt wieder, der tatsächlich vor der Einführung des neuen Pflegebedürftigkeitsbegriffs und dem System der Pflegegrade für Verdruss sorgte.

Versicherte mit ausschließlich *eingeschränkter Alltagskompetenz*, d. h. Menschen, denen man bei lediglich kognitiven Einschränkungen erstmals Leistungen der sozialen Pflegeversicherung mit Inkrafttreten des *Pflegeweiterentwicklungsgesetzes* zum *1. Juli 2008* zuerkannt hatte, erhielten über Jahre hinweg zunächst nur eine geringe monatliche Aufwandsentschädigung.

Erst mit Inkrafttreten des *Pflegeneuausrichtungsgesetzes Anfang 2013* billigte man dieser Versichertengruppe Pflegegeld bzw. Pflegesachleistung zu, allerdings im Gegensatz zu Pflegestufeninhabern nur in verminderter Höhe.

Es gab somit in der Folgezeit, d. h. bis Ende 2016, über vier Jahre hinweg drei Gruppen von Versicherten, die die soziale Pflegeversicherung mit unterschiedlich hohen finanziellen Leistungen versah:

- Versicherte mit lediglich eingeschränkter Alltagskompetenz
- Versicherte mit anerkannter Pflegestufe
- Versicherte mit anerkannter Pflegestufe bei gleichzeitig bestehender eingeschränkter Alltagskompetenz

Zusätzlich zu den unterschiedlich hohen Pauschalen erhielten zwar alle Angehörigen dieser drei Gruppen von Versicherten ab Anfang 2015 einen gleich hohen so genannten *Betreuungs- und Entlastungsbetrag*, nunmehr in Höhe von einheitlich monatlich bis zu 125 €. Dies vermochte jedoch an der unterschiedlichen Behandlung der Versicherten mit eingeschränkter Alltagskompetenz nichts zu ändern, da diesen nur ein zum Teil erheblich geringerer Pauschalbetrag beim Pflegegeld bzw. bei der Pflegesachleistung ausgezahlt wurde.

6.9.1 Verbot der Schlechterstellung

Erst mit Einführung des neuen Pflegebedürftigkeitsbegriffs und dem damit einhergehenden Übergang hin zum System der Pflegegrade beseitigte der Gesetzgeber diese Ungleichbehandlung, die in den zum Teil erheblichen Abweichungen bei der Höhe der pauschalierten Leistungsbezüge über vier Jahre hinweg zum Ausdruck gekommen war.

Mit diesem Paradigmenwechsel wertete er endlich auch die Position der vormaligen Versicherten mit lediglich *eingeschränkter Alltagskompetenz* auf, indem er diese – ebenso wie die herkömmlich nach Pflegestufen erfassten Versicherten – in das neue Gefüge der Pflegegrade überführte. Zu diesem Zweck statuierte er *Überleitungsregelungen*, die allen Versichertengruppen gleichermaßen *Bestandsschutz* vermitteln sollten. Dabei ließ er sich auch von dem Versprechen leiten, dass auch die vormaligen Pflegestufeninhaber sich nicht schlechter stehen sollten als zuvor.

6.9.2 Die Transformationsregeln im Einzelnen

Der beabsichtigte Übergang erforderte die Schaffung von Regelungen, die einen Wechsel möglichst ohne bürokratischen Aufwand für die betroffenen Versicherten, aber auch die Leistungsträger, die Pflegekassen, ermöglichen würden.

Angesprochen waren daher zum maßgeblichen Jahreswechsel 2016/17 jene Versicherte,

- die bis zum Stichtag 31.12.2016 entweder bereits nach vormaligem Recht eine Pflegestufe oder ausschließlich bzw. zusätzlich eine erhebliche eingeschränkte Alltagskompetenz zuerkannt bekommen hatten
- *und* die daher spätestens bis zu diesem Zeitpunkt Leistungen der Pflegeversicherung erhalten hatten.

Sie alle wurden, *ohne* dass es einer *erneuten Antragstellung und* einer weiteren *Anspruchsprüfung* bedurft hätte, in einen entsprechenden Pflegegrad übergeleitet (vgl. a. *§ 140 Abs. 2 Satz 1 SGB XI*).

Dabei sahen die gesetzlich geregelten Überleitungsgrundsätze folgende Umsetzungen im Hinblick auf zwei in Frage kommende Varianten vor:

1. Versicherte mit Pflegestufe, jedoch ohne gleichzeitig bestehender eingeschränkter Alltagskompetenz vollzogen danach den *Stufensprung* »+ *1*« (vgl. a. *§ 140 Abs. 2 Satz 3 Ziff. 1 a) bis d) SGB XI*):
   - von Pflegestufe I in den Pflegegrad 2
   - von Pflegestufe II in den Pflegegrad 3
   - von Pflegestufe III in den Pflegegrad 4
   - von Pflegestufe III + in den Pflegegrad 5
2. Versicherte mit bestehender eingeschränkter Alltagskompetenz – sei es mit oder ohne Pflegestufe – vollzogen dagegen den *Stufensprung* »+ *2*« (vgl. a. *§ 140 Abs. 2 Satz 3 Ziff. 2 a) bis d) SGB XI*):
   - Ohne Pflegestufe in den Pflegegrad 2
   - Von Pflegestufe I in den Pflegegrad 3
   - von Pflegestufe II in den Pflegegrad 4
   - von Pflegestufe III in den Pflegegrad 5
   - von Pflegestufe III + in den Pflegegrad 5

Für Vadim in Fall 12 bedeutet dies, dass er sich nunmehr, gleich den anderen Mitgliedern der ambulant betreuten Wohngemeinschaft, seit Anfang 2017 in demselben Pflegegrad 2 – im Gegensatz zu ihnen hat er sogar den Stufensprung »+2« vollzogen – wiederfindet. Ihm stehen somit im Rahmen der

Pauschalen für die zuerkannten Pflegesachleistungen nunmehr monatlich gleich hohe Leistungsbeträge zu.

Darüber hinaus steht ihm, gleich den anderen, für das Abrufen von alltagsbegleitenden Diensten ein monatlicher Betreuungs- und Entlastungsbetrag in Höhe von bis zu 125 € monatlich zu.

Da die Leistungspauschalen als solche zum 1. Januar 2017 ebenfalls erhöht worden sind, profitieren letztlich alle, am meisten jedoch Vadim, von der Überleitung in den Pflegegrad 2.

Die Höhe des Leistungsanspruchs ist den seit diesem Zeitpunkt geltenden, bis heute aktuell gebliebenen Pauschalen zu entnehmen (vgl. a. *§ 36 Abs. 1* bzw. *§ 37 Abs. 1 SGB XI;* ▶ Kap. 8.1, ▶ Tab. 8.1):

Vadim und die anderen mit ihm in der Wohngemeinschaft lebenden Versicherten erhalten in Fall 12 hiernach die aktuell geltenden Leistungspauschalen in Höhe von je 689 € monatlich. Der Gesetzgeber hat damit sein Versprechen eingelöst, dass sich – soweit der Bestandsschutz eingreift und andauert – niemand schlechter steht als zuvor.

Im Übrigen hat sich auch die Ausdehnung des Bestandsschutzes auf die Leistungsansprüche von Pflegepersonen und deren sozialversicherungsrechtliche Absicherung bewährt (vgl. a. *§ 141 Abs. 1 SGB XI*).

6.9.3 Ausnahmen vom Bestandsschutz

Fall 13

Vadim hat mittlerweile eingesehen, dass für seinen lange gehegten Groll gegen die übrigen Mitglieder der Wohngemeinschaft, mit denen er leistungsrechtlich gleichgezogen hat, kein Grund mehr besteht.

Besonders mit Chess, einer jüngeren pflegebedürftigen Frau, verbindet ihn eine wachsende Zuneigung, da diese ihn – ungeachtet seiner kognitiven Einschränkungen – mit den Grundzügen des Schachspiels vertraut gemacht hat.

Eines Tages jedoch – es ist während des Verlaufs einer nicht allzu ernsthaft geführten Partie an Sylvester 2018 – verunsichert ihn seine Schachpartnerin durch eine spitze Bemerkung. Eher beiläufig war Vadim darauf zu sprechen gekommen, dass er nun seit gut zwei Jahren »Gleicher unter Gleichen« sei – in Anspielung auf die Tatsache, dass alle über denselben Pflegegrad verfügten. Chess hatte ihn daraufhin herausfordernd angeblickt und scheinbar achtlos eingeworfen, er solle sich da »bloß nicht zu früh freuen!« Später hatte Vadim irritiert den Spieltisch verlassen und sich gefragt, weshalb ihn Chess dabei so triumphierend angesehen hatte. Einmal Pflegegrad 2 – immer Pflegegrad 2, so sei es doch versprochen worden, sagt er sich, ganz so sicher nicht mehr.

Die oben benannten Versicherten, die von den Bestandsschutzregelungen profitieren, dürfen sich nicht darüber hinwegtäuschen, dass diese Garantien nicht grenzenlos gelten, sondern nach gewisser Zeit einer Neubewertung unterliegen können.

Hier gilt es vor allem zwei Vorschriften zu beachten, die den grundsätzlich gewährten Vertrauensschutz, den die *Überleitungsregeln* in Bezug auf die Transformation von Pflegestufen zu Pflegegraden verwirklicht hatten, durchaus später wieder in Frage stellen können:

§

§ 140 Abs. 3 Satz 1 2. Halbsatz Sozialgesetzbuch Elftes Buch

Die Zuordnung zu dem Pflegegrad, in den der Versicherte gemäß Absatz 2 übergeleitet worden ist, bleibt auch bei einer Begutachtung nach dem ab dem 1. Januar 2017 geltenden Recht erhalten, es sei denn, die Begutachtung führt zu einer Anhebung des Pflegegrades oder zu der Feststellung, dass keine Pflegebedürftigkeit im Sinne der §§ 14 und 15 in der ab dem 1. Januar 2017 geltenden Fassung mehr vorliegt.

In Fall 13 müssen daher prinzipiell alle Mitglieder der Wohngemeinschaft, und nicht nur Vadim, damit rechnen, dass sie sich früher oder später im Rahmen einer nach den neuen Begutachtungsgrundsätzen durchgeführten MDK-Prüfung unterziehen müssen. Diese Überprüfung kann im besten Fall zu einer Anhebung des Pflegegrades, aber auch zu einer völligen Aberkennung von Pflegebedürftigkeit führen.

Wann dies perspektivisch durchaus zu erwarten ist, umschreibt eine Regelung, die den Vertrauensschutz tatsächlich ein Stück weit aushebelt und Vadim und seine Mitbewohner gleichermaßen betreffen kann:

§

§ 142 Absatz 1 Satz 1 und 2 Sozialgesetzbuch Elftes Buch

Bei Versicherten, die nach § 140 von einer Pflegestufe in einen Pflegegrad übergeleitet wurden, werden bis zum 1. Januar 2019 keine Wiederholungsbegutachtungen nach § 18 Absatz 2 Satz 5 durchgeführt; auch dann nicht, wenn die Wiederholungsbegutachtung vor diesem Zeitpunkt vom Medizinischen Dienst der Krankenversicherung [...] empfohlen wurde. Abweichend von Satz 1 können Wiederholungsbegutachtungen durchgeführt werden, wenn eine Verbesserung der gesundheitlich bedingten Beeinträchtigungen der Selbständigkeit oder der Fähigkeiten, insbesondere aufgrund von durchgeführten Operationen oder Rehabilitationsmaßnahmen zu erwarten sind.

Sowohl Vadim als auch Chess und die anderen Mitglieder in der Wohngemeinschaft aus Fall 13 hatten für einen nachgelagerten Zeitraum von zwei Jahren bis Ende 2018 von einer Art Bestandsschutzgarantie profitiert, da sie zu dem Kreis der gesetzlich übergeleiteten versicherten Personen gehörten. Doch seit Anfang 2019 sind nun auch sie nicht mehr davor geschützt, sich einer Wiederholungsbegutachtung nach den neuen Verfahrensansätzen ausgesetzt zu sehen.

Streng genommen hätte sich diese Möglichkeit sogar schon vor Beginn des Jahres 2019 angeboten, wenn einschlägige Verbesserungen durch angebrachte Operationen oder die zeitnahe Umsetzung von Rehabilitationsempfehlungen bereits hätten erzielt werden können.

Es kann daher zumindest verstärkt und absehbar in der Zeit seit Beginn des Jahres 2019 auch zu Herabstufungen gerade bei den im Rahmen der seinerzeitigen Überleitung anerkannten Pflegegraden kommen. Diese Einsicht verbirgt sich hinter der Bemerkung von Chess, der sich grundsätzlich auch ihr Schachpartner Vadim nicht auf Dauer verschließen kann.

7 Anspruchsgrundlagen der sozialen Pflegeversicherung – SGB XI

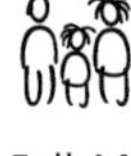

Fall 14

Die Versicherte Valeria erleidet mit Ende fünfzig einen Schlaganfall. Die Begutachtung des MDK empfiehlt eine Einstufung in den Pflegegrad 2. Ihr Partner T. L. (»True Lover«) hatte Valeria versichert, dass er ihr auch in dieser schweren Zeit zur Seite stehen werde. Valeria hatte in gesunden Tagen immer den Wunsch geäußert, dass sie im Fall von Pflegebedürftigkeit in der Häuslichkeit, solange es eben gehe, gepflegt werden wolle. Dieser Erwartungshaltung seiner Partnerin will T. L. nun auch nachkommen und sich für sie als Pflegeperson einsetzen. Einvernehmlich mit seinem Arbeitgeber reduziert er die Arbeitszeit um die Hälfte über einen Zeitraum von mehreren Monaten. Seinem Arbeitgeber legt er dabei die Bescheide der Pflegekasse, die einerseits Valeria als Pflegefall und andererseits ihn als Pflegeperson ausweisen, vor.

Vorab möchte er folgende Fragen beantwortet wissen:

1. Welche Leistungen der sozialen Pflegeversicherung stehen ausschließlich Valeria selbst zu?
2. Was geschieht, wenn er als Pflegeperson ausfiele?
3. Wie ist er selbst sozialversicherungsrechtlich abgesichert?

Die zentralen Leistungen, die die Pflegekassen gewähren, können sich sowohl auf die stationäre als auch die ambulante Versorgung der Pflegebedürftigen beziehen (▸ Kap. 2.3.5).

7.1 Pflegegeld und Pflegesachleistung

Entsprechend dem Grundsatz »ambulant vor stationär« nehmen in etwa zwei Drittel aller Empfänger von Leistungen der sozialen Pflegeversicherung häusliche Pflege in Anspruch. Den betroffenen Versicherten stehen insoweit unterschiedliche Angebote zur Verfügung, wobei deren Erhalt oft von der Einstufung in mindestens Pflegegrad 2 abhängig gemacht wird.

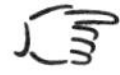

Den Versicherten, die lediglich eine Einstufung in den Pflegegrad 1 erfahren haben, steht dagegen nur ein vermindertes Leistungsangebot zur Verfügung. Insbesondere werden ihnen die geldwerten, materiellen Leistungen vielfach vorenthalten. Auf diese Besonderheiten wird in den nachfolgenden Ausführungen immer wieder hingewiesen werden.

Bei einer Versorgung im häuslichen Bereich stellt sich die Wahl zwischen der Inanspruchnahme von *Pflegesachleistung* oder *Pflegegeld*. Bei nicht vollständiger Ausschöpfung von Pflegesachleistungen, wenn etwa die Leistungen eines ambulanten Pflegedienstes nur teilweise in Anspruch genommen worden sind, bietet sich zudem noch die sogenannte *Kombinationsleistung* an (vgl. a. *§ 38 SGB XI*).

§

§ 36 Absatz 1 Satz 1 Sozialgesetzbuch Elftes Buch

Pflegebedürftige der Pflegegrade 2 bis 5 haben bei häuslicher Pflege Anspruch auf körperbezogene Pflegemaßnahmen und pflegerische Betreuungsmaßnahmen sowie auf Hilfen bei der Haushaltsführung als Sachleistung (häusliche Pflegehilfe). Der Anspruch umfasst pflegerische Maßnahmen in den in § 14 Absatz 2 genannten Bereichen Mobilität, kognitive und kommunikative Fähigkeiten, Verhaltensweisen und psychische Problemlagen, Selbstversorgung, Bewältigung von und selbständiger Umgang mit krankheits- oder therapiebedingten Anforderungen und Belastungen sowie Gestaltung des Alltagslebens und sozialer Kontakte.

Abrufbar sind demnach alle pflegerischen Maßnahmen (»*körperbezogene Pflegemaßnahmen*«) in den oben benannten sechs Lebensbereichen (Modulen) für die jeweils anspruchsberechtigten Versicherten der Pflegegrade 2 bis 5, *nicht aber diejenigen des Pflegegrades 1*.

Im Rahmen des Bedarfs an *pflegerischen Betreuungsmaßnahmen* finden sich darüber hinaus aber auch Unterstützungsangebote nicht nur zur Bewältigung, sondern auch zur Gestaltung des Lebens im alltäglichen Zuhause wieder. Hier geht es vorrangig um

- *Maßnahmen zur Bewältigung psychischer Problemlagen* respektive Gefährdungen, wie sie im Rahmen des Kriterienkatalogs in *Modul 3* in Erscheinung treten,
- aber auch um solche zur *Aktivierung der kognitiven Fähigkeiten* in *Moduleinheit 2*
- und nicht zuletzt auch um Maßnahmen, die der Orientierung der Versicherten in der eigenen vertrauteren Umgebung, aber auch der *Tagesstrukturierung* sowie der gewünschten Aufrechterhaltung *sozialer Kontakte* zu dienen bestimmt sind (vgl. a. Kriterien des *Moduls 6*).

Davon abzugrenzen sind jedoch Leistungen, die in den Verantwortungsbereich eines anderen Leistungsträgers fallen. Sollte ein Pflegebedürftiger später im Rahmen der von ihm beantragten und gewährten Häuslichen Krankenpflege medizinische Behandlungspflege dem Umfange nach vermittelt bekommen, dann gehören die davon erfassten Leistungen des ambulanten Pflegedienstes – etwa Verbandswechsel, Medikamentenvergabe – nicht zur pflegerischen Betreuung, für die die Pflegekasse die Verantwortung zu tragen hätte, sondern zu denen der gesetzlichen Krankenkasse.

§

§ 37 Absatz 1 Satz 1 und 2 Sozialgesetzbuch Elftes Buch

Pflegebedürftige der Pflegegrade 2 bis 5 können anstelle der häuslichen Pflegehilfe ein Pflegegeld beantragen. Der Anspruch setzt voraus, dass der Pflegebedürftige mit dem Pflegegeld dessen Umfang entsprechend die erforderlichen körperbezogenen Pflegemaßnahmen und pflegerischen Betreuungsmaßnahmen sowie Hilfen bei der Haushaltsführung in geeigneter Weise selbst sicherstellt.

Für Valeria aus Fall 14, die ausdrücklich den Wunsch geäußert hat, bei auftretender Pflegebedürftigkeit in der Häuslichkeit versorgt zu sein, kommt hier die Inanspruchnahme von Pflegegeld in Betracht. Ihr Partner und sie selbst müssen aber die Gewähr dafür bieten, dass die Pflege auch tatsächlich entsprechend der Zweckbestimmung des Pflegegeldes sichergestellt ist.

7.2 Anspruch auf Beratung zur Sicherung der Pflege

Damit die Pflege mit Hilfe des Pflegegeldes, das von der pflegebedürftigen Person auch tatsächlich abgabenfrei an die Pflegeperson weitergegeben werden kann, sichergestellt wird, besitzt die versicherte Person einen *Anspruch auf Beratung* in der eigenen Häuslichkeit:

§

§ 37 Absatz 3 Satz 1 und 2 Sozialgesetzbuch Elftes Buch

Pflegebedürftige, die Pflegegeld nach Absatz 1 beziehen, haben

1. *bei Pflegegrad 2 und 3 halbjährlich einmal*
2. *bei Pflegegrad 4 und 5 vierteljährlich einmal*

eine Beratung in der eigenen Häuslichkeit [...] abzurufen. Die Beratung dient der Sicherung der Qualität der häuslichen Pflege und der regelmäßigen Hilfestellung und praktischen pflegefachlichen Unterstützung der häuslich Pflegenden.

Valeria in Fall 14 kann danach einen von ihr selbst gewählten ambulanten Pflegedienst mit der Durchführung dieser so genannten Beratungsbesuche oder »Pflegepflichteinsätze« beauftragen. Dazu wird sie jeweils zeitnah turnusgemäß von der Pflegekasse aufgefordert, damit sie entsprechend der geforderten Regelmäßigkeit dieser Überprüfungen – hier alle halbe Jahre – die für sie geltenden Fristen auch einhält.

Auf diese Weise ist es ihr und ihrem Partner möglich, ansonsten drohende Leistungseinschränkungen oder gar -versagungen zu vermeiden (vgl. a. *§ 37 Abs. 6 SGB XI*).

Auch Inhabern des Pflegegrades 1 steht dieser Anspruch zu. Dieser darf nicht verwechselt werden mit dem Anspruch auf *Pflegeberatung*, der bereits unmittelbar nach Antragstellung entsteht (vgl. a. *§ 7a und § 7b SGB XI*; ▸ Kap. 2.1 zu Fall 1).

Der *Pflegepflichteinsatz* schließt zielgruppenspezifisch abgestimmte Beratungsleistungen mit ein. Diese werden kompetent erbracht, um etwa den besonderen Bedürfnissen dementiell erkrankter Menschen Rechnung zu tragen. Darüber hinaus dient er auch der Information über Schulungsmöglichkeiten und gibt Aufschluss über die unentgeltliche Inanspruchnahme von *Pflegekursen* (▸ Kap. 9.1.7).

7.3 Anspruch auf den Betreuungs- und Entlastungsbetrag

Um die *Pflegebereitschaft* pflegender Angehöriger zu fördern, hat der Gesetzgeber mit Inkrafttreten der *Ersten Stufe des Pflegestärkungsgesetzes seit Anfang 2015* ein auf mehreren Säulen basierendes Angebotsspektrum zur Erfüllung von alltäglichen Aufgaben und Diensten geschaffen, die im Rahmen eines echten *Erstattungsanspruchs* durch die Pflegebedürftigen abgerufen werden können:

§

§ 45 a Abs. 1 Sozialgesetzbuch Elftes Buch

Angebote zur Unterstützung im Alltag tragen dazu bei, Pflegepersonen zu entlasten, und helfen Pflegebedürftigen, möglichst lange in ihrer häuslichen Umgebung zu bleiben, soziale Kontakte aufrechtzuerhalten und ihren Alltag weiterhin möglichst selbständig bewältigen zu können. Angebote zur Unterstützung im Alltag sind

1. *Angebote, in denen insbesondere ehrenamtliche Helferinnen und Helfer unter Anleitung die Betreuung von Pflegebedürftigen mit allgemeinem oder mit besonderem Betreuungsbedarf in Gruppen oder im häuslichen Bereich übernehmen (Betreuungsangebote),*
2. *Angebote, die der gezielten Entlastung und beratenden Unterstützung von pflegenden Angehörigen und vergleichbar nahestehenden Pflegepersonen in ihrer Eigenschaft als Pflegende dienen (Angebote zur Entlastung von Pflegenden),*
3. *Angebote, die dazu dienen, die Pflegebedürftigen bei der Bewältigung von allgemeinen oder pflegebedingten Anforderungen des Alltags oder im Haushalt, insbesondere bei der Haushaltsführung oder bei der eigenverantwortlichen Organisation individuell benötigter Hilfeleistungen zu unterstützen (Angebote zur Unterstützung im Alltag).*

Damit diese unterschiedlichen Angebotsleistungen zeitnah und zweckentsprechend in Anspruch genommen werden können, hat der Gesetzgeber jedem Versicherten – unabhängig vom Vorliegen einer kognitiven Einschränkung – einen entsprechenden sogenannten *Kostenerstattungsanspruch* zuerkannt. Dieser kann auch anderweitig im Zusammenhang mit anderen Leistungssegmenten des SGB XI verwendet werden.

§

§ 45 b Absatz 1 Satz 1 und 2 Sozialgesetzbuch Elftes Buch

Pflegebedürftige in häuslicher Pflege haben Anspruch auf einen Entlastungsbetrag in Höhe von bis zu 125 € monatlich. Der Betrag ist zweckgebunden einzusetzen für qualitätsgesicherte Leistungen zur Entlastung pflegender Angehöriger und vergleichbar Nahestehender in ihrer Eigenschaft als Pflegende sowie zur Förderung der Selbständigkeit und Selbstbestimmtheit der Pflegebedürftigen bei der Gestaltung ihres Alltages.

So kann auch Valeria in Fall 14 einen Betrag von monatlich bis zu 125 € dazu verwenden, um beispielsweise damit Defizite im Rahmen der Versorgung des Haushalts auszugleichen bzw. allgemein benötigte alltägliche Unterstützungen durch Dritte (etwa Hilfen beim Einkaufen, Arztbesuch oder Kirchgang etc.) zu bezahlen.

Ebenso können damit schließlich auch organisatorische Hilfen, wie etwa Fahrten zu Behörden, abgesichert werden

Anspruchsberechtigt sind insoweit auch Versicherte mit lediglich Pflegegrad 1. Näheres zum *Kostenerstattungsbetrag* und zu Berechnungsbeispielen findet sich unten (▶ Kap. 9.1).

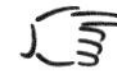

7.4 Anspruch auf Tagespflege

Die *Tagespflege*, die als Bindeglied zwischen den ambulanten und den stationären Pflegeleistungen zu verstehen ist, soll zusätzlich zu den anderen geschaffenen Anreizen die *Pflegebereitschaft* der pflegenden Angehörigen erhöhen (vgl. a. *§ 3 SGB XI*).

Seit 2008 hat die Tagespflege eine stufenweise Aufwertung erfahren. Damals spielten noch über einen längeren Zeitraum komplexe Anrechnungsregelungen bei der kombinierten Inanspruchnahme von Leistungen in der Häuslichkeit (etwa in Form von *Pflegesachleistung, Pflegegeld oder der Kombinationsleistung*) neben den Leistungen der teilstationären Pflege eine Rolle. Doch seit Inkrafttreten der *Ersten Stufe des Pflegestärkungsgesetzes* ist die teilstationäre Pflege – und somit insbesondere die Tagespflege als deren praxisrelevanteste Erscheinungsform – als *eigenständige* Anspruchsgrundlage ausgestaltet worden. Damit entfielen auch sämtliche Anrechnungsregelungen:

Seit 2015 wird daher *Pflegesachleistung, Pflegegeld oder Kombinationsleistung in voller Höhe* neben der gleichzeitig abgerufenen Tagespflege gewährt.

Somit trägt die Tagespflege seither mehr denn je dazu bei, pflegende Angehörige zu entlasten:

§ 41 Absatz 1 Sozialgesetzbuch Elftes Buch

Pflegebedürftige der Pflegegrade 2 bis 5 haben Anspruch auf teilstationäre Pflege in Einrichtungen der Tages- und Nachtpflege, wenn häusliche Pflege nicht in ausreichendem Umfange sichergestellt werden kann oder wenn dies zur Ergänzung oder Stärkung der häuslichen Pflege erforderlich ist. Die teilstationäre Pflege umfasst auch die notwendige Beförderung des Pflegebedürftigen von der Wohnung zur Einrichtung der Tagespflege […] und zurück.

Die von der Pflegekasse übernommenen finanziellen Hilfen decken die rein pflegebedingten Aufwendungen der teilstationären Pflege einschließlich der in der Tagespflegeeinrichtung erbrachten, notwendigen *medizinischen Behandlungspflege.*

Bezogen auf Fall 14 bedeutet dies, dass Valeria auch als Bezieherin von Pflegegeld die Leistungen der teilstationären Pflege in einer von ihr frei gewählten Tagespflegeeinrichtung vollends in Anspruch nehmen kann (vgl. a. *§ 41 Abs. 3 SGB XI*).

Wie alle anderen Versicherten profitiert sie von den höheren Leistungspauschalen, die der Höhe nach identisch sind mit denen der Pauschalen für die Pflegesachleistungen (vgl. a. *§ 41 Abs. 2 Ziff. 1 bis 4 SGB XI*).

Für welchen Zeitraum davon ein Aufenthalt im Rahmen der Tages- oder Nachtpflege finanziert werden kann, hängt in erster Linie von der Höhe der nach Pflegegraden angepassten Leistungspauschalen und den Kosten in der gewählten Tagespflegeeinrichtung ab. Für Valeria käme insoweit ein Betrag von weiteren 689 € in Betracht.

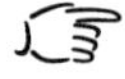

Pflegebedürftigen mit Pflegegrad 1 bleibt wiederum eine Leistungsinanspruchnahme versagt.

7.5 Anspruch auf Pflegehilfsmittel

Unter den oben (▸ Kap. 5.2.1) bereits erwähnten Voraussetzungen hat Valeria Anspruch auf Gewährung von Pflegehilfsmitteln bzw. Hilfsmitteln, sofern nicht ein Leistungsvorrang zulasten der gesetzlichen Krankenversicherung statuiert worden ist (vgl. a. oben Fall 3 und *§ 40 Abs. 1 Satz 1 2. Halbsatz SGB XI*).

Beim Zusammentreffen von Hilfs- respektive Pflegehilfsmitteln, die sowohl Funktionen nach SGB V als auch nach SGB XI erfüllen können, besteht insoweit mittlerweile sogar eine ausdrückliche Prüfungsobliegenheit durch den Leistungsträger, bei dem die versicherte Person den Anspruch zunächst geltend macht (vgl. a. *§ 40 Abs. 5 SGB XI*).

Der Anspruch auf Pflegehilfsmittelgewährung bezieht sich sowohl auf dauerhaft verwendbare als auch auf verbrauchbare Pflegehilfsmittel (z. B. Einmalvorlagen, Pflegehandschuhe). Für Letztere gewährt die Pflegekasse einen monatlichen Pauschalbetrag von bis zu 40 € (vgl. a. *§ 40 Abs. 2 SGB XI*).

Hier ist die Leistung der Pflegekasse auch in Form der *Kostenerstattung* denkbar.

Somit ist dieser Anspruch auf Gewährung und Finanzierung abnutzbarer Pflegehilfsmittel optional – ebenso vergleichbar wie beim Abrufen von alltagsbegleitenden Diensten (vgl. a. oben zu *§ 45 b Abs. 1 Satz 1 SGB XI*) – zu einem eigenständigen Kostenerstattungsanspruch ausgestaltet worden.

Geht es dagegen um die Gewährung nicht verbrauchbarer, *technischer Pflegehilfsmittel*, wie etwa Pflegebetten oder Pflegerollstühle, soll vorzugsweise deren Verleihung angestrebt werden (vgl. a. *§ 40 Abs. 3 Satz 1 SGB XI*).

In all den Konstellationen, in denen eine finanzielle Beteiligung der Versicherten notwendig wird, ist eine Kostenübernahme in Höhe von 10 % als Zuzahlung, jedoch nicht mehr als 25 € für jedes technische Pflegehilfsmittel, an die abgebende Stelle vorgesehen (vgl. a. *§ 40 Abs 3 Satz 4 SGB XI*).

Insoweit gelten die aus dem Krankenversicherungsrecht bekannten Zumutbarkeitsgrenzen sowie Möglichkeiten der Zahlungsbefreiung (vgl. a. *§ 40 Abs. 3 Sätze 5 und 6 SGB XI*).

Schließlich ist noch darauf hinzuweisen, dass auch Versicherte mit Pflegegrad 1 einen Anspruch auf Gewährung von Pflegehilfsmitteln geltend machen können.

7.6 Anspruch auf Bezuschussung zu wohnumfeldverändernden Maßnahmen

Pflegebedürftige werden in ihrer häuslichen Situation auch dadurch begünstigt, dass sie erforderliche *Umbaumaßnahmen* gegenüber ihrer Pflegekasse anzeigen können. Entsprechend plausibel gemachte Wohnraumanpassungen fördert die Pflegekasse mit Bezuschussungen, die unterschiedlich hoch ausfallen können, je nachdem, ob die antragstellende Person allein in einer eigenen abgeschlossenen Wohnung oder zusammen mit mehreren in einer *ambulant betreuten Wohngemeinschaft* lebt.

Mit den Umbauten im jeweiligen Wohnumfeld der Versicherten werden dieselben Zwecksetzungen verfolgt, wie sie bereits im Rahmen der Pflegehilfsmittelgewährung angesprochen wurden (vgl. a. *§ 40 Abs. 4 Satz 1 SGB XI*).

Für jede notwendige Einzelmaßnahme gewährt die Pflegekasse finanzielle Hilfen in Höhe von bis zu 4.000 € (vgl. a. *§ 40 Abs. 4 Satz 2 SGB XI*).

Anrechnungsregelungen, die früher den teilweisen Einsatz von Renteneinkünften vorsahen, sind ersatzlos entfallen.

Auch Valeria aus Fall 14 könnte daher einen eventuell notwendig werdenden behindertengerechten Ausbau ihres Badezimmers oder etwa die Schaffung eines barrierefreien Zugangs zu ihrem Hauptwohneingang gegenüber ihrer Pflegekasse begründen und sich diese Maßnahmen von ihr bis zur Höhe von jeweils 4.000 € bezuschussen lassen.

Bei entsprechender Glaubhaftmachung könnte sie daher sogar mehrmals im Laufe eines Kalenderjahres diese Höchstbeträge für voneinander abgrenzbare, erforderlich werdende Umbaumaßnahmen beanspruchen.

Bei Menschen, die zu mehreren in *Formen des betreuten Wohnens* zusammenleben, erhöht sich dieser Anspruch für die dort erforderlich werdenden Umbauten für jede Einzelmaßnahme auf bis zu insgesamt 16.000 € (vgl. a. *§ 40 Abs. 4 Sätze 3 und 4 SGB XI*).

Auch insoweit besteht eine Anspruchsberechtigung von Versicherten mit lediglich Pflegegrad 1.

7.7 Anspruch auf Durchführung von Pflegekursen

Schließlich sehen die Leistungen der sozialen Pflegeversicherung auch die Durchführung von *Pflegekursen* und individuellen Schulungen zur Vermittlung spezieller Kenntnisse für Angehörige und ehrenamtliche Pflegepersonen vor (vgl. a. *§ 45 Abs. 1 Satz 1 SGB XI*).
Anspruchsinhaber ist auch hier grundsätzlich die pflegebedürftige Person.

Damit wird vor allem das Ziel verfolgt:

- dass bei einer bereits im stationären oder im teilstationären Bereich ansetzenden Schulung Unterbrechungen des Behandlungsablaufs vermieden werden, die beim Übergang in die spätere häusliche Pflegesituation ansonsten eintreten könnten und
- dass etwaige Pflegepersonen von einer frühestmöglichen Beratung, insbesondere über den oben angeführten Einsatz von (Pflege-)Hilfsmitteln, erforderliche Wohnraumanpassungen oder etwa weitere Entlastungsmöglichkeiten profitieren können.

Nach stationärer Versorgung der Schlaganfallpatientin Valeria aus Fall 14 kann daher eine Schulung in der Häuslichkeit erfolgen. Über die obligate Mitgliedschaft in der Pflegekasse kann Valeria diesen subjektiven Rechtsanspruch geltend machen.

Je nach Vorerkrankung werden thematisch unterschiedlich ausgerichtete Kursprogramme mit wechselnden Inhalten angeboten:

- *Basispflegekurse*
  Hier steht die Vermittlung grundlegenden pflegerischen Wissens für eine ganzheitliche qualitätsgesicherte Pflege und Betreuung im Vordergrund.
- *Spezial- und Kompaktpflegekurse*
  Sie zielen ab auf eine Angebotsvermittlung, die themen- oder diagnosebezogen aufgrund einer erschwerten Bedürfnislage der Pflegebedürftigen den gesteigerten Ansprüchen der Pflegepersonen auf kompetente Hilfen angepasst ist:
  - etwa beim Umgang mit dementiell erkrankten Personen
  - oder bei der Pflege von Schlaganfallpatienten
  - oder bei Pflege von Menschen mit apallischem Syndrom
- *Überleitungspflege*
  Hier geht es um die Durchführung von Schulungen zeitnah vor Entlassung des Pflegebedürftigen aus stationärer Krankenhausversorgung bzw. stationärer Kurzzeitpflege sowie einschlägiger, unter Umständen mehrfacher Beratung.

Die hierzu angebotenen Kurse werden entweder von den *Pflegekassen* selbst durchgeführt oder auf andere Leistungserbringer delegiert (vgl. a. *§ 45 Abs. 2 SGB XI*).

In der Praxis wird die Legitimation zur Leistungserbringung durch rechtsförmliche Beitrittserklärung zu einer *Rahmenvereinbarung*, die ein Hauptträger als Auftragnehmer (z. B. ein DRK-Landesverband) mit den Landesverbänden der Pflegekassen abschließt, herbeigeführt. Diesem Beitritt können sich in der Folgezeit nur die einzelnen, durch Versorgungsvertrag zugelassenen Mitgliedseinrichtungen (hier im Beispiel des DRK-Landesverbandes) anschließen.
Hierüber werden die involvierten Pflegekassen als Auftraggeber vom Auftragnehmer informiert.

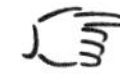

Die Einrichtungen als Vertragspartner und deren eingesetzte Mitarbeiter und Mitarbeiterinnen unterliegen hinsichtlich der erhobenen Daten der Kursteilnehmer und der Pflegebedürftigen der *Schweigepflicht*. Bei deren Verletzung können sie sich strafbar machen (vgl. a. *§ 203 StGB*).

In diesem Zusammenhang ist auch deren gesonderte Informationspflicht bei der Erhebung von personenbezogenen Daten bei den hiervon betroffenen Versicherten von Bedeutung (vgl. a. *§ 13 Datenschutz-Grundverordnung*).

Auch Versicherten mit lediglich Pflegegrad 1 stehen die oben benannten Kurs- und Schulungsvarianten zu.

7.8 Leistungen bei Ausfall von Pflegepersonen

Nicht selten stoßen Pflegepersonen, die sich zumeist selbstlos der Pflege ihrer engsten Angehörigen und Partner widmen, trotz der oben beschriebenen (▸ Kap. 7.3. bis ▸ Kap. 7.7) Entlastungsangebote an ihre Grenzen. Überlastung und Verausgabung fordern ihren Preis und können zu deren Ausfall führen.

Um diesen Ausnahmesituationen wirksam begegnen zu können, sehen die Leistungen der sozialen Pflegeversicherung zwei weitere Leistungsformen vor.

7.8.1 Anspruch auf Verhinderungspflege

Diese tragen dem Umstand Rechnung, dass auch bei Ausfall der Pflegeperson eine kontinuierliche Fortsetzung der Pflege gewährleistet sein muss.

§

§ 39 Absatz 1 Satz 1 Sozialgesetzbuch Elftes Buch

Ist eine Pflegeperson wegen Erholungsurlaubs, Krankheit oder aus anderen Gründen an der Pflege gehindert, übernimmt die Pflegekasse die nachgewiesenen Kosten einer notwendigen Ersatzpflege für längstens sechs Wochen im Kalenderjahr.

Damit ist die Verhinderungspflege seit Inkrafttreten der *Ersten Stufe des Pflegestärkungsgesetzes Anfang 2015* um weitere zwei Wochen – von ehedem vier Wochen – zeitlich ausgedehnt worden. Ebenso ist auch das Leistungsvolumen um das Anderthalbfache von 1.612 € auf 2.418 € erhöht worden.

Valeria aus Fall 14 kann daher in Beantwortung zu Fragestellung 2 zunächst daran denken, die Leistungen dieser ersten Form der Ersatzpflege in Anspruch zu nehmen, falls ihr Partner als Pflegeperson aus den dort genannten Gründen ausfallen sollte. Anderweitige Anlässe können sich beispielsweise aus einer eventuell notwendig werdenden Teilnahme an einem Seminar, einer beruflichen Qualifizierungsmaßnahme oder dem Antritt einer Kur ergeben.

Die Pflegekasse übernimmt dann die Kosten der Ersatzpflege im Rahmen der genannten Höchstbeträge. Betroffene reagieren in diesem Zusammenhang immer wieder überrascht, wenn die Leistungsbeträge weit hinter ihren Erwartungen zurückbleiben, d. h. erheblich unter diesen Pauschalbeträgen liegen. Insoweit ist jedoch entscheidend, durch *wen bzw. in welcher Form* Verhinderungspflege erbracht wird:

§

§ 39 Absatz 3 Satz 1 Sozialgesetzbuch Elftes Buch

Bei einer Ersatzpflege durch Pflegepersonen, die mit dem Pflegebedürftigen bis zum zweiten Grade verwandt oder verschwägert sind oder mit ihm in häuslicher Gemeinschaft leben, dürfen die Aufwendungen der Pflegekasse regelmäßig den Betrag des Pflegegeldes nach § 37 Absatz 1 Satz 3 für bis zu sechs Wochen nicht überschreiten.

Das bedeutet, dass die Pflegekasse die Kosten für eine Ersatzpflege, die durch nahe Angehörige erbracht wird, zunächst einmal nur mit maximal dem anderthalbfachen monatlichen *Pflegegeldbetrag* bezuschusst.

Allerdings kann die Pflegeperson in derartigen Fällen durch entsprechend der Pflegekasse vorgelegte *Belege, Quittungen* und *Rechnungen* bzw. den Nachweis eines Verdienstausfalls höhere Aufwendungen geltend machen. Insofern kann auch in diesen Konstellationen das Volumen der Höchstpauschalen maximal ausgeschöpft werden (vgl. a. *§ 39 Abs. 3 Satz 3 und 4 SGB XI*).

Die Begrenzung auf die Höhe des Pflegegeldes gilt dagegen nicht, wenn der oben genannte Personenkreis die Pflege erwerbsmäßig verrichten würde (vgl. a. *§ 39 Abs. 3 Satz 2 SGB XI*).

Verhinderungspflege kann aber auch durch andere Akteure durchgeführt werden, die quasi als Platzhalter für die vormals agierende Pflegeperson tätig werden, etwa

- durch Mitarbeiter eines ambulanten Pflegedienstes,
- durch pflegerisches Personal innerhalb einer *stationären Pflegeeinrichtung.*

Auch hier unterbleibt eine Begrenzung auf die Höhe des Pflegegeldes. Damit die Kosten für eine Ersatzpflege übernommen werden können, muss allerdings in allen Konstellationen eine sogenannte *Vorpflegezeit* erfüllt sein. Künftig wird als Konsequenz des Gesundheitsversorgungsweiterentwicklungsgesetzes auf das Erfordernis dieser Vorpflegezeit verzichtet werden, um eine flexible Anpassung der Leistungen an die individuelle Bedarfssituation zu erleichtern.

§ 39 Absatz 1 Satz 2 Sozialgesetzbuch Elftes Buch §

Voraussetzung ist, dass eine Pflegeperson den Pflegebedürftigen vor der erstmaligen Verhinderung mindestens sechs Monate in seiner häuslichen Umgebung gepflegt hat und der Pflegebedürftige zum Zeitpunkt der Verhinderung mindestens in Pflegegrad 2 eingestuft ist.

Sollte daher True Lover aus Fall 14 in seiner Eigenschaft als Pflegeperson die in Pflegegrad 2 eingestufte Valeria bereits über einen längeren Zeitraum von mehr als sechs Monaten in der gemeinsamen Häuslichkeit gepflegt haben, ist die entsprechende Anspruchsberechtigung in Beantwortung von Fragestellung 2 zu bejahen.

Dieser zeitliche Ansatz gilt grundsätzlich auch dann als gewahrt, wenn die pflegebedürftige Person zunächst nur Pflegegrad 1 besaß und als solche in der Häuslichkeit gepflegt wurde und erst später eine Höherstufung in den Pflegegrad 2 erfolgt ist. Auch hier kann der Anspruch auf Verhinderungspflege bereits nach dieser Zeit geltend gemacht werden, ohne dass nun etwa nach erfolgter Höherstufung nochmals weitere sechs Monate abgewartet werden müssten.

Bei versagter Höherstufung allerdings stehen den Inhabern von Pflegegrad 1 die Leistungen der Verhinderungspflege nicht zu.

7.8.2 Anspruch auf Kurzzeitpflege

Auch diese Leistungen zielen darauf ab, Pflegebedürftige in jenen heiklen Phasen zu unterstützen, in denen die Rahmenbedingungen für eine angemessene häusliche Pflege noch nicht ausreichend gegeben sind bzw. erst noch geschaffen werden müssen. In diesem frühen Stadium, in dem eine Pflegeperson entweder noch gar nicht zur Verfügung steht oder die Pflege als solche erst noch organisiert werden muss – etwa im Nachgang zu einer Krankenhausbehandlung – sollen die Leistungen der *Kurzzeitpflege* eingreifen. Dabei hat der Gesetzgeber unterschiedliche Konstellationen im Blick:

§

§ 42 Absatz 1 Sozialgesetzbuch Elftes Buch

Kann die erforderliche Pflege zeitweise nicht, noch nicht oder nicht im erforderlichen Umfang erbracht werden und reicht auch teilstationäre Pflege nicht aus, besteht für Pflegebedürftige der Pflegegrade 2 bis 5 Anspruch auf Pflege in einer vollstationären Einrichtung. Dies gilt:

1. *für eine Übergangszeit im Anschluss an eine stationäre Behandlung des Pflegebedürftigen*
2. *in sonstigen Krisensituationen, in denen vorübergehend häusliche oder teilstationäre Pflege nicht möglich oder nicht ausreichend ist.*

Kurzzeitpflege setzt daher vor allem im Nachgang zu einer intensivmedizinischen Versorgung von Personen an, die in der Regel noch im Krankenhaus oder in einer Rehabilitationseinrichtung eine Schnelleinstufung erfahren haben (► Kap. 6.3; und *§ 18 Abs. 3 Satz 3 SGB XI*).

Sie ist aber auch dort sinnvoll, wo häusliche Pflege aufgrund tatsächlicher Hemmnisse noch nicht in sinnvoller Weise stattfinden kann.

Eine derartige Krisensituation wäre etwa dann anzunehmen, wenn Valerias Partner in Fall 14 sich der Pflegesituation noch nicht gewachsen fühlte, etwa weil er noch keinen Pflegekurs absolviert bzw. keine Pflegeschulung erfahren hat.

Dies träfe auch zu, wenn er später trotz der Inanspruchnahme eines Tagespflegeangebots für Valeria deren Pflege nun deshalb nicht mehr gewährleisten kann, weil sich ihr Gesundheitszustand in der Zwischenzeit dramatisch verschlechtert hat.

Wie im Rahmen der teilstationären Pflege übernimmt auch insoweit die Pflegekasse die pflegebedingten Aufwendungen einschließlich der für die Betreuung sowie die Leistungen für die *medizinische Behandlungspflege* (vgl. a. *§ 42 Abs. 2 Satz 2 SGB XI*).

Wie die Verhinderungspflege so ist auch die Kurzzeitpflege in kombinierter Inanspruchnahme zu ersterer flexibel ausgestaltet und zeitlich ebenfalls ausgedehnt worden. Seit 2015 ist eine Leistungsinanspruchnahme auf das nunmehr Doppelte, somit auf bis zu acht Wochen vorgesehen bei gleichzeitiger Verdoppelung der Höchstpauschale auf bis zu 3.224 € (vgl. a. *§ 42 Abs. 2 Satz 1 SGB XI*). Die Höchstleistungsbeträge der Kurzzeitpflege werden ab 1.1.2022 um 10 Prozent auf dann 1.774 € bzw. 3.386 € angehoben werden.

Voraussetzung für die Inanspruchnahmen dieser erhöhten Leistungsbeträge ist jedoch, dass das im gleichen Kalenderjahr ebenfalls grundsätzlich mögliche Abrufen von Verhinderungspflege unterblieben ist:

§

§ 42 Absatz 1 Sozialgesetzbuch Elftes Buch

Der für die Kurzzeitpflege in Anspruch genommene Erhöhungsbetrag wird auf den Leistungsbetrag für eine Verhinderungspflege nach § 39 Absatz 1 Satz 3 angerechnet.

Umgekehrt kann die Verhinderungspflege zeitlich auf bis zu sechs Wochen ausgedehnt werden, solange die ebenfalls abrufbare Kurzzeitpflege noch nicht im laufenden Kalenderjahr beansprucht worden ist (vgl. a. *§ 39 Abs. 2 Satz 2 SGB XI*). Über die Einräumung eines sogenannten Entlastungsbudgets in Höhe von 3.300 € wird es den Versicherten künftig ab dem Jahr 2022 ermöglicht, den Höchstleistungsbetrag aus beiden Ersatzleistungen auch tatsächlich in Anspruch zu nehmen.

Grundsätzlich ist auch hier kein Zugang zu den Leistungen der Kurzzeitpflege für Pflegebedürftige mit Pflegegrad 1 eröffnet. In besonderen Konstellationen besteht jedoch die Möglichkeit der Inanspruchnahme der Kurzzeitpflege bei fehlender Pflegebedürftigkeit (vgl. a. oben ▸ Kap. 5.3.4.3; und *§ 39 c SGB V*).

7.9 Soziale Absicherung der Pflegepersonen

Wie bereits angedeutet, kann sich ein pflegender Angehöriger gegen drohende Lohneinbußen, die aus der Übernahme einer Pflegetätigkeit erwachsen könnten, wappnen. Insofern stehen ihm die nachfolgend aufgeführten Ansprüche zu:

7.9.1 Anspruch auf Pflegeunterstützungsgeld

Wer sich erstmalig um die Organisation der Pflege eines Angehörigen kümmern muss, kann seit Anfang 2015 eine Art Lohnersatzleistung von der Pflegekasse bei einer bis zu zehn Arbeitstagen währenden Abwesenheit vom Arbeitsplatz beantragen (vgl. a. *§ 44 a SGB XI*).

Insoweit handelt es sich um einen Ausgleich für eine relativ kurzfristige Arbeitsverhinderung für Beschäftigte, die in dieser ersten kritischen Phase nach Auftreten von Pflegebedürftigkeit erst noch die Voraussetzungen für ihre spätere Pflegetätigkeit gestalten müssen.

Um diesen Anspruch zu verwirklichen, muss True Lover aus Fall 14 in Beantwortung zu Fragestellung 3 unverzüglich einen Antrag bei der Pflegekasse seiner pflegebedürftigen Partnerin Valeria stellen, die auch insoweit leistungsverpflichtet ist.

Von dieser erhält er für die Dauer von maximal zehn Tagen – während der Coronapandemie sogar von maximal zwanzig Tagen – einen finanziellen Ausgleich, der der Höhe nach dem Krankengeldanspruch nachgebildet worden ist (vgl. a. oben ▸ Kap. 6.4; und *§ 44 a Abs. 3 Satz 3 SGB XI*).

7.9.2 Anspruch auf Pflegezeit bzw. Familienpflegezeit

Unter den bereits beschriebenen Voraussetzungen kann jede beschäftigte Person einen Antrag auf vollständige oder teilweise Freistellung von der Arbeitsleistung beantragen (► Kap. 6.4).

True Lover hat sich in Fall 15 für eine Reduzierung seiner Arbeitszeit entschieden. Seine Arbeitsvergütung sinkt daher in dieser Phase um die Hälfte der Differenz zwischen seinem bisherigen und dem nun eigentlich zu erwartenden verringerten Arbeitsentgelt.

Da er im konkreten Einzelfall seine Arbeitszeit um 50 % verringert hat, stehen ihm nun immerhin noch 75 % seines ehemals bezogenen Arbeitsentgelts zu. Sollte er später wieder Vollzeit arbeiten, erhält er allerdings solange das abgesenkte Entgelt von lediglich 75 % ausgezahlt, bis der aus der Pflegephase resultierende Vorschuss wieder ausgeglichen ist.

7.9.3 Anspruch auf Entrichtung von Beiträgen zur Rentenversicherung

Wie bereits erläutert, erhalten pflegende Angehörige unter bestimmten Voraussetzungen wie alle übrigen Pflegepersonen Zugang zu absichernden Leistungen der Sozialversicherung (► Kap. 2.2 zu Fall 2).

Sofern True Lover seine Partnerin die geforderten zehn Stunden wöchentlich, verteilt auf mindestens zwei Tage pflegt, ist er auch aufgrund seiner Pflegetätigkeit rentenversicherungspflichtig (vgl. a. *§ 44 Abs. 1 Satz 2 SGB XI* und *§ 3 Satz 1 Ziff. 1a SGB VI*).

7.9.4 Berechnung der Höhe der Beiträge zur gesetzlichen Rentenversicherung

Bei der Ermittlung der beitragspflichtigen Entgelte und somit für die Berechnung der Höhe der *Rentenversicherungsbeiträge*, die die Pflegekasse fortan Monat für Monat an den für die Pflegeperson zuständigen Rentenversicherungsträger zu entrichten hat, spielen zwei Parameter eine entscheidende Rolle:

- die Höhe des zuerkannten Pflegegrades
- die Bestimmung der individuellen Belastung der Pflegepersonen
  - Am intensivsten stellt diese sich dann dar, wenn *Pflegegeld* beansprucht wird, da insofern die Pflegeperson vor Ort die Pflege selbst sicherstellen muss.
  - Vermindert ist sie dagegen schon bei Wahl der *Kombinationsleistung*, da dann ein Teil des Pflegebedarfs bereits durch einen ambulanten Anbieter abgedeckt wird.
  - Am schwächsten ist sie schließlich, wenn mit der Entscheidung für einen ambulanten Pflegedienst die vollständige und ausschließliche Inanspruchnahme von *Pflegesachleistungen* begehrt wird.

Auf Grundlage dieser Parameter ermittelt sich ein prozentual gestaffelter Anteil an der so genannten *Bezugsgröße*, die hier für die Ermittlung der *beitragspflichtigen Entgelte* relevant wird.

Die Bezugsgröße stellt eine sozialversicherungsrechtliche Rechengröße dar. Sie gibt das durchschnittliche Bruttoentgelt aller abhängig Beschäftigten hierzulande wieder und wird jedes Jahr neu festgelegt (in 2021: 3.290 € brutto/ monatlich).

Wie hoch sich der auf Basis der oben genannten Parameter zu bestimmende prozentuale Anteil an der Bezugsgröße beläuft, aus dem sich rechnerisch die der Pflegeperson unterstellten Einkünfte in Euronennbeträgen aus deren pflegerischer Tätigkeit ermitteln lassen, ergibt sich im Detail aus einer Regelung im Recht der gesetzlichen Rentenversicherung (vgl. a. *§ 166 Abs. 2 Satz 1 Ziff. 1 bis 4 SGB VI*).

Für den Fall, dass die pflegebedürftige Person in den Pflegegrad 2 eingestuft wurde und Pflegegeld beansprucht wurde, ist daher folgende Vorschrift maßgeblich:

§ 166 Absatz 2 Satz 1 Ziff. 4 a Sozialgesetzbuch Sechstes Buch

Beitragspflichtige Einnahmen sind bei nicht erwerbsmäßig tätigen Pflegepersonen bei Pflege einer
4. pflegebedürftigen Person des Pflegegrades 2 nach § 15 Absatz 3 Satz 4 Nummer 2 des Elften Buches
a) 27 vom Hundert der Bezugsgröße, wenn die pflegebedürftige Person ausschließlich Pflegegeld nach § 37 des Elften Buches bezieht.

Das bedeutet, dass True Lover ein Einkommen von 27 % der Bezugsgröße (= 3.290 €) als beitragspflichtiges Entgelt im Rahmen der Rentenversicherung für seine pflegerische Tätigkeit unterstellt wird. Von den so ermittelten 888,30 € führt die Pflegekasse Valerias 18,6 % an True Lovers Rentenversicherungsträger ab, hier 165,22 €. Für ein Jahr Pflegetätigkeit erwachsen ihm daher weitere 0,27 Entgeltpunkte auf seinem Rentenkonto.

Darüber hinaus erwirbt er Entgeltpunkte auf Grundlage seines tatsächlich erzielten, nun aus Anlass der Pflegetätigkeit verminderten Bruttoarbeitsentgelts, das er aus seiner zeitlich herabgesetzten regulären abhängigen Beschäftigung weiterhin erzielt. Insoweit beteiligen sich sein Arbeitgeber und er unverändert in hälftiger Höhe von jeweils 9,3 % an den Beitragszahlungen zur gesetzlichen Rentenversicherung.

7.9.5 Anspruch auf Zahlung von Beiträgen zur Arbeitslosenversicherung und Schutz durch gesetzliche Unfallversicherung

Seit Inkrafttreten der *Zweiten Stufe des Pflegestärkungsgesetzes Anfang 2017* werden Pflegepersonen auch in der *Arbeitslosenversicherung* versicherungspflichtig geführt. Hierbei entsprechen die Voraussetzungen weitgehend denselben Kriterien wie im Rahmen der Rentenversicherungspflichtigkeit (▶ Kap. 7.9.4):

§

§ 26 Absatz 2 b Sozialgesetzbuch Drittes Buch

Versicherungspflichtig sind Personen in der Zeit, in der sie als Pflegeperson einen Pflegebedürftigen mit mindestens Pflegegrad 2 im Sinne des Elften Buches, der Leistungen aus der Pflegeversicherung [...] bezieht, nicht erwerbsmäßig wenigstens zwei Tage in der Woche, in seiner häuslichen Umgebung pflegen, wenn sie unmittelbar vor Beginn der Pflegetätigkeit versicherungspflichtig waren oder Anspruch auf eine laufende Entgeltersatzleistung nach diesem Buch hatten.

True Lover aus Fall 14 wird zwar nicht aus Anlass der Übernahme der Pflege für seine Partnerin vom Schicksal der Arbeitslosigkeit betroffen sein. Denn in dieser Phase profitiert er vom besonderen Kündigungsschutz, der ihm während der Inanspruchnahme der Familienpflegezeit eingeräumt wird.

Unabhängig von einer aktuellen Bedrohung von Arbeitslosigkeit werden für ihn jedoch zusätzlich Beiträge zur Arbeitslosenversicherung von Valerias Pflegekasse an die Arbeitsagentur abgeführt, auch wenn er nach wie vor einer – wenn auch nun verminderten – abhängigen Beschäftigung nachgeht.

Dies würde umso mehr gelten, wenn er bereits vor Übernahme der Pflegetätigkeit aus anderen Gründen arbeitslos geworden wäre und Arbeitslosengeld I erhielte.

In beiden Fällen übernimmt die Pflegekasse für ihn die einschlägigen Beiträge zur Arbeitslosenversicherung in weiterer Beantwortung zu Fragestellung 3 in Fall 14 in hälftiger Höhe des aktuell geltenden Beitragssatzes.

Auf diese Weise wird sichergestellt, dass auch diejenigen Pflegepersonen, die während der Pflegetätigkeit keiner beruflichen Tätigkeit nachgehen, Anwartschaften auf Begründung eines ausreichenden Anspruchs auf reguläres Arbeitslosengeld I generieren können.

Schließlich erstreckt sich der Schutz, den die *gesetzliche Unfallversicherung* anbietet, auch auf Pflegepersonen und ehrenamtlich in der Pflege Tätige (vgl. a. *§ 2 Abs. 1 Ziff. 9 SGB VII*).

Versichert ist insoweit die Pflegetätigkeit im Rahmen sowohl der *körperbezogenen Pflegemaßnahmen* als auch der pflegerischen Betreuungsmaßnahmen.

Eine gleichlautende Absicherung im Rahmen der Pflege von Personen mit lediglich Pflegegrad 1 ist jedoch in diesen beiden zuletzt genannten Sozialversicherungszweigen ebenfalls nicht vorgesehen.

8 Höhe der Leistungspauschalen der sozialen Pflegeversicherung

True Lover zeigt sich angesichts der vielfältigen Leistungsansprüche, die die soziale Pflegeversicherung sowohl für seine pflegebedürftige Partnerin als auch für ihn selbst anzubieten imstande ist, mehr als erleichtert.

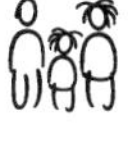

Fall 15

Nun möchte er sich noch über die Höhe der Zuwendungen, die Valeria als in Pflegegrad 2 eingestufte Person erhalten kann, Klarheit verschaffen.

Außerdem möchte er wissen, wie sich die Leistungssätze gestalten würden, falls Valeria in eine ambulant betreute Wohngruppe oder gar in eine vollstationäre Pflegeeinrichtung aufgenommen werden wollte bzw. müsste.

Besonders bei den jeweils in Abhängigkeit vom *Pflegegrad* der Höhe nach gestaffelten Pauschalsätzen der sozialen Pflegeversicherung zeigt sich der Grundsatz der Begrenzung der staatlichen Bezuschussung und der *Wirtschaftlichkeit* der insoweit eingeräumten Leistungen.

Im Einzelnen sind dies die nachfolgend aufgeführten Euronennbeträge, wie sie aktuell seit Inkrafttreten der *Zweiten Stufe des Pflegestärkungsgesetzes* gewährt werden.

8.1 Pflegegeld und Pflegesachleistung

Anspruchsberechtigt sind, wie oben erwähnt, ausschließlich Versicherte, denen die Pflegegrade 2 bis 5 zuerkannt wurden (▸ Tab. 8.1) vgl. a. *§ 36 Abs. 1 Satz 1 SGB XI* sowie *§ 37 Abs. 1 Satz 1 SGB XI*). Die nachfolgend aufgeführten Pauschalen werden mit Inkrafttreten des Gesundheitsversorgungsweiterentwicklungsgesetzes ab 1.1.2022 eine Erhöhung um etwa 5 Prozent erfahren.

Tab. 8.1: Pflegesachleistungen und Pflegegeld

Leistungsart/Pflegegrad	Pflegesachleistung	Pflegegeld
Pflegegrad 2	689 €	316 €
Pflegegrad 3	1298 €	545 €
Pflegegrad 4	1612 €	728 €
Pflegegrad 5	1995 €	901 €

8.2 Tagespflege (teilstationäre Pflege)

Auch hier leitet sich eine Anspruchsberechtigung erst für Versicherte ab Pflegegrad 2 in folgender Höhe jeweils ab (▸ Tab. 8.2; vgl. a. *§ 41 Abs. 2 Satz 2 SGB XI*):

Tab. 8.2: Leistungsbeträge Tagespflege

Pflegegrad	Leistungsbeträge
2	689 €
3	1298 €
4	1612 €
5	1995 €

Valeria würde daher in Fall 14/15 über folgende Pauschalbeträge verfügen können:

- Pflegegeld in Höhe von monatlich 316 €
- Leistungen bei Aufnahme in einer Tagespflegeeinrichtung in Höhe von monatlich 698 €
- sowie einen Kostenerstattungsanspruch in Höhe von monatlich bis zu 125 € im Hinblick auf das Inanspruchnehmen von alltagsbegleitenden Diensten (vgl. a. *§ 45 b Abs. 1 SGB XI*).

Insgesamt würde sie insoweit bereits über ein monatliches Budget in Höhe von bis zu 1.130 € verfügen. Unberücksichtigt blieben hierbei noch ihre weiteren Möglichkeiten, etwa im Rahmen der Pflegehilfsmittelbeantragung und insbesondere des Abrufens von Zuschüssen für sogenannte wohnumfeldverändernde Maßnahmen (▸ Kap. 7.7.6).

Nicht mit eingerechnet wären außerdem die auf den Monat herunterzukalkulierenden jährlichen Pauschalbeträge für Verhinderungs- bzw. Kurzzeitpflege, die ebenfalls noch zu einer Erhöhung der Valeria zustehenden Leistungsbeträge beitragen würden.

Im Falle der Beantragung einer dieser beiden, alternativ abrufbaren Formen einer Ersatzpflege, die die Pflegekasse finanziell in entsprechender Höhe begleiten würde (▸ Kap. 7.8.1 und ▸ Kap. 7.8.2), erhielte Valeria selbst als betroffene pflegebedürftige Person während der Dauer der Ersatzpflege weiterhin Pflegegeld ausgezahlt, allerdings nur in hälftiger Höhe:

§

§ 37 Absatz 2 Satz 2 Sozialgesetzbuch Elftes Buch

Die Hälfte des bisher bezogenen Pflegegeldes wird während einer Kurzzeitpflege nach § 42 für bis zu acht Wochen und während einer Verhinderungspflege nach § 39 für bis zu sechs Wochen je Kalenderjahr fortgewährt.

8.3 Wohngruppenassistenz

Seit Inkrafttreten der *Ersten Stufe des Pflegestärkungsgesetzes Anfang 2015* ist es auch möglich, unter bestimmten Voraussetzungen Aufwendungen abgegolten zu bekommen, bei denen die Betreuung von Menschen in ambulant *betreuten Wohngruppen* im Vordergrund steht. Eine derartige Situation kann aus der gemeinsam gewollten Beauftragung einer sogenannten Präsenzkraft durch die Mitglieder einer derartigen Wohngemeinschaft entstehen. Diese hat vor allem die Aufgabe, pflegerische Bedarfe der einzelnen dort lebenden Menschen individuell zu ermitteln und Hilfen zu organisieren. Damit die Arbeitsleistung einer derartigen Präsenzkraft auch finanziert werden kann, gewährt die Pflegekasse den Bewohnern und Bewohnerinnen, die in einer derartigen selbstbestimmten Wohngruppe leben, eine monatliche Pauschale in Höhe von je 214 € (vgl. a. *§ 38 a Abs. 1 SGB XI*).

Würde sich Valeria in Fall 15 daher entschließen, in eine Einrichtung des betreuten Wohnen zu ziehen, so erhielte sie unter den dort genannten Voraussetzungen ebenso wie die anderen Mitglieder einen derartigen Wohngruppenzuschlag in pauschaler Höhe von monatlich 214 € neben den Leistungen von Pflegegeld, Pflegesachleistung oder Kombinationsleistung.

Im Zusammenhang mit der Inanspruchnahme des Wohngruppenzuschlags ist allerdings ein gleichzeitiges Abrufen von Angeboten der teilstationären Pflege nach § 41 SGB XI grundsätzlich nicht vorgesehen.

Eine Ausnahme soll nur erfolgen, sofern nach Prüfung durch den MDK nachgewiesen ist, dass die Pflege ohne Tages- oder Nachtpflege nicht sichergestellt wird (vgl. a. *§ 38 a Abs. 1 Satz 2 SGB XI*).

Dadurch wird der Forderung Nachdruck verliehen, dass die Mitglieder einer ambulant betreuten Wohngemeinschaft auch die tatsächlich benötigten *körperbezogenen Pflegemaßnahmen* erhalten.

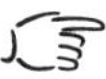

Strittig ist, ob jene Versicherte, die nach sozialhilferechtlichen Grundsätzen ergänzend auf die Leistungen der »Hilfe zur Pflege« angewiesen sind, sich diese auf einen eventuell eingeräumten Wohngruppenzuschlag anrechnen lassen müssen oder aber eine Anrechnung zu unterbleiben hat.

8.4 Leistungen bei stationärer Pflege

Auch die Leistungspauschalen, die die soziale Pflegeversicherung bei *stationärer Pflege* gewährt, sind nur jenen Versicherten, die wenigstens in den Pflegegrad 2 eingestuft worden sind, zu gewähren.

Versicherte mit Pflegegrad 1 können zwar um Aufnahme in eine *vollstationäre Einrichtung* grundsätzlich nachfragen, jedoch steht ihnen insofern nur ein Entlastungsbetrag in Höhe von monatlich bis zu 125 € zu.

Zudem wird sich für den stationären Leistungserbringer selbst die Aufnahme dieses Klientenkreises als unwirtschaftlich erweisen.

Die ansonsten zu gewährenden monatlichen Pauschalleistungen in Euro-Nennbeträgen sind der nachfolgend abgefassten Tabelle zu entnehmen (▸ Tab. 8.3; vgl. a. *§ 43 Abs. 2 Satz 2 Ziff. 1 bis 4 SGB XI*):

Tab. 8.3: Leistungsbeträge stationäre Pflege

Pflegegrad	Leistungsbeträge
2	770 €
3	1.262 €
4	1.775 €
5	2.005 €

Beachtenswert sind die Leistungen, die vom Pflegesatz bei vollstationären Einrichtungen umfasst sind:

§

§ 43 Absatz 2 Satz 1 Sozialgesetzbuch Elftes Buch

Für Pflegebedürftige in vollstationären Pflegeeinrichtungen übernimmt die Pflegekasse im Rahmen der pauschalen Leistungsbeträge nach Satz 2 die pflegebedingten Aufwendungen einschließlich der Aufwendungen für Betreuung und die Aufwendungen für Leistungen der medizinischen Behandlungspflege.

Somit sind alle Maßnahmen des pflegerischen Personals, die der *medizinischen Behandlungspflege* geschuldet sind, im stationären Bereich nicht der Finanzverantwortung der Krankenkasse, sondern der sozialen Pflegekasse zugeordnet worden.

Die Beibehaltung dieser systemimmanenten Ungerechtigkeit hat der Gesetzgeber mittlerweile mit Aufhebung der Befristungsvorbehalte – die lange Jahre noch die Hoffnung nährten, dass die medizinische Behandlungspflege nicht dauerhaft unter die Pflegesätze fallen würden – nunmehr wohl endgültig beschlossen.

Lediglich im Rahmen der Inanspruchnahme der *Sicherungspflege*, als einer der beiden Formen der Häuslichen Krankenpflege, die Bewohner und Bewohnerinnen bei einer besonders aufwändigen Versorgung abrufen können, wird die *medizinische Behandlungspflege* mit der Krankenkasse abgerechnet, sofern dieser Bedarf für mindestens sechs Monate besteht (► Kap. 5.3.3.3; vgl. a. *§ 37 Abs. 2 Satz 3 SGB V*).

Valeria in Fall 15 würde als Verbraucherin in einer stationären Pflegeeinrichtung einen Pauschalbetrag von gerade einmal 770 € erhalten. Vordergründig betrachtet erhielte sie somit deutlich weniger als es im Rahmen der häuslichen Versorgung der Fall wäre.

Allerdings würde sie im Rahmen der rein pflegebedingten Aufwendungen, die einen Teil des insgesamt aufzubringenden Heimentgelts ausmachen, nur in Höhe eines von der Einrichtung individuell ermittelten bzw. verhandelten Eigenanteils belastet werden, der für alle Bewohner ungeachtet des jeweiligen Pflegegrades gleichermaßen gilt.

9 Besonderheiten bei Leistungen nach SGB XI

In diesem Abschnitt sollen einige Sonderprobleme dargestellt werden, die durch die jüngeren Reformgesetze mit ihren zum Teil neuartigen Leistungen und geänderten Finanzierungsmodalitäten aufgeworfen worden sind.

9.1 Der Betreuungs- und Entlastungsbetrag

Wie bereits angedeutet, steht der sogenannte Betreuungs- und Entlastungsbetrag allen Pflegebedürftigen jedweden Pflegegrades als einheitlich zu gewährende Leistung bis zu einem Betrag in Höhe von 125 € monatlich zur Verfügung (▸ Kap. 7.3).

Fall 16

Valeria und True Lover haben sich mit ihrer Pflegeberaterin getroffen. Diese meinte, dass mit Einführung eines einheitlichen Betreuungs- und Entlastungsbetrages das Kernstück der neuen Pflegereform vollbracht worden sei. Denn dieser ermögliche einige sehr interessante Kombinationsmöglichkeiten mit anderen Leistungssegmenten, die die soziale Pflegeversicherung auch mit Blick auf die Situation der pflegenden Angehörigen vorsieht. Hier spielten auch Anrechnungs- sowie Übertragungsregelungen eine entscheidende Rolle, um die man Bescheid wissen sollte.

Dieser echte *Kostenerstattungsanspruch* stellt tatsächlich eine der wichtigsten Neugestaltungen im Leistungsrecht der sozialen Pflegeversicherung dar, da er im Zusammenhang mit einer Reihe von anderen Anspruchsgrundlagen verknüpft werden kann. Durch diese Möglichkeit wird den Versicherten eine flexible Verwendung eröffnet, die auch Wirtschaftlichkeitsgesichtspunkten Rechnung trägt:

§

§ 45 b Absatz 1 Satz 3 und 4 Sozialgesetzbuch Elftes Buch

Er dient der Erstattung von Aufwendungen, die den Versicherten entstehen im Zusammenhang mit der Inanspruchnahme von

1. *Leistungen der Tages- und Nachtpflege*
2. *Leistungen der Kurzzeitpflege*
3. *Leistungen der ambulanten Pflegedienste im Sinne des § 36, in den Pflegegraden 2 bis 5 jedoch nicht von Leistungen im Bereich der Selbstversorgung,*
4. *Leistungen der nach Landesrecht anerkannten Angebote zur Unterstützung im Alltag im Sinne des § 45 a SGB XI.*

Die Erstattung erfolgt auch, wenn für die Finanzierung der in Satz 3 genannten Leistungen Mittel der Verhinderungspflege gemäß § 39 eingesetzt werden.

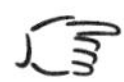

Waren diese zusätzlichen Betreuungsleistungen früher nur Personen mit nachweislich kognitiven Einschränkungen vorbehalten, sind sie in der Folgezeit ab Anfang 2015 allen Pflegebedürftigen unabhängig vom Vorliegen etwa einer dementiellen Erkrankung zugänglich gemacht worden. Diese Öffnung erfolgte bereits mit Blick auf die Etablierung des *neuen Pflegebedürftigkeitsbegriffs*, der zwei Jahre später eingeführt wurde. In dem seither geltenden Pflegegradsystem sind auch die ehemaligen sogenannten Versicherten mit *eingeschränkter Alltagskompetenz* erfasst worden (▸ Kap. 6.9).

Für Valeria aus Fall 16 könnte es sich daher als sinnvoll erweisen, dass ihr zustehende Budget aus dem Betreuungs- und Entlastungsbetrag auch zur Finanzierung einer Tagespflege und gegebenenfalls auch einer Kurzzeitpflege einzusetzen.

Sie könnte den Erstattungsbetrag aber auch dafür verwenden, um damit zumindest einen Teil der anderweitig abrufbaren Pflegesachleistung zu finanzieren, falls sie eines Tages doch noch einen ambulanten Pflegedienst in Anspruch nehmen wollte.

9.1.1 Anrechnung bei Inanspruchnahme von Pflegesachleistung

Allerdings kann die Abrechnung von Leistungen ambulanter Pflegedienste, die herkömmlicherweise über den Einsatz der *Pflegesachleistung* erfolgt, nicht in jedem Fall auch unter Berücksichtigung von Mitteln des Erstattungsbetrages abgewickelt werden.

Hier gilt:

- Leistungen, die ein ambulanter Anbieter im Rahmen des *Moduls 4 (= Selbstversorgung)* erbringt, unterfallen nach wie vor ausschließlich der Abrechnung als reine Pflegesachleistung nach § 36 SGB XI. Dies bedeutet, dass sich insoweit eine Verrechenbarkeit mit aus dem Betreuungs- und Entlastungsbetrag generierten Budgets verbietet, sofern es sich um Versicherte handelt, die den Pflegegraden 2 bis 5 zuzuordnen sind (vgl. a. *§ 45 b Abs. 1 Satz 3 Ziff. 3 SGB XI*).

- Im Umkehrschluss können hingegen Pflegebedürftige des Pflegegrades 1 derartige Leistungen ambulanter Pflegedienste sehr wohl mit ihren aus dem Betreuungs- und Entlastungsbetrag erwachsenden Budgetanteilen refinanzieren. Denn ihnen stehen im Gegensatz zu den pflegebedürftigen Personen der höheren Pflegegrade die Pauschalbeträge der Pflegesachleistung gerade nicht zur Verfügung.
- In jedem anderen Leistungssegment *außerhalb* des Moduls 4 kann dagegen der Erstattungsbetrag zur Finanzierung von Pflegeleistungen eines ambulanten Anbieters auch von Pflegebedürftigen der Pflegegrade 2 bis 5 verwendet werden. Hier besteht nicht die Gefahr, dass Gesichtspunkte der *körperbezogenen Pflegemaßnahmen* durch dessen Einsatz vernachlässigt oder gar verdrängt werden.
- Gemeint sind insoweit vor allem Leistungen wie etwa die Anleitung von Pflegepersonen oder die Durchführung pflegerischer Betreuungsmaßnahmen (vgl. a. *§ 36 Abs. 2 Satz 2 und 3 SGB XI*).

Anbieter ambulanter Pflegesachleistungen müssen in jedem Fall – auch gegenüber Pflegebedürftigen mit lediglich Pflegegrad 1, die diese unter Einbringung des Betreuungs- und Entlastungsbetrages refinanzieren – die mit den Kostenträgern (Pflegekassen) einschlägig vereinbarten Abrechnungssätze einhalten. Dies gilt gerade auch für den Fall, dass für diese Versichertengruppe Leistungen aus dem Modulbereich 4 erbracht werden sollen.

9.1.2 Inanspruchnahme ohne vorherige Antragstellung

Kurz nach Einführung des einheitlichen Betreuungs- und Entlastungsbetrages wurde von einigen Pflegekassen eingewendet, dass die entsprechende Kostenerstattung nur dann erfolgen könne, wenn die Versicherten vorab, d. h. vor Inanspruchnahme der alltagsbegleitenden Dienste, einen förmlichen *Antrag* gestellt hätten.
Dieser Konflikt ist nun vom Gesetzgeber selbst beigelegt worden:

§

§ 45 b Absatz 2 Satz 1 Sozialgesetzbuch Elftes Buch

Der Anspruch auf den Entlastungsbetrag entsteht, sobald die in Absatz 1 genannten Anspruchsvoraussetzungen vorliegen, ohne dass es einer vorherigen Antragstellung bedarf.

Die Antragstellung kann daher auch erst später, etwa zusammen mit der Einreichung der Belege und Quittungen über bereits abgerufene Leistungen, erfolgen.

Ungeachtet dessen müssen allerdings zwei Gesichtspunkte Berücksichtigung finden:

- Die versicherte Person muss grundsätzlich vorab als leistungsberechtigt gelten können, d. h. als pflegebedürftig mit wenigstens Pflegegrad 1 eingestuft worden sein.
- Es muss ermittelt worden sein, in welcher Höhe die versicherte Person die Betreuungs- und Entlastungsleistungen in Anspruch nehmen möchte bzw. in Anspruch genommen hat und zu welchem Zeitpunkt sie nun deren Erstattung durch den Kostenträger verlangt.

Insoweit kommt *Fälligkeitsregelungen*, die in den allgemeinen Grundsätzen des Sozialleistungsrechts enthalten sind, Bedeutung zu:

§ 41 Absatz 1 Sozialgesetzbuch Erstes Buch

Soweit die besonderen Teile dieses Gesetzbuches keine Regelung enthalten, werden die Ansprüche auf Sozialleistungen mit ihrem Entstehen fällig.

Die jeweiligen Kostenerstattungen, die aus der Inanspruchnahme des Betreuungs- und Entlastungsbetrages resultieren, werden daher fortlaufend erst monatlich in Höhe von jeweils bis zu 125 € fällig.

Falls Valeria aus Fall 14 bis 16 seit 1. Januar 2020 als pflegebedürftig anerkannt worden ist, stünde ihr ab diesem Zeitpunkt grundsätzlich auch ein Betreuungs- und Entlastungsbetrag zu. Falls sie diesen in der Folge in Anspruch nimmt und dabei einschlägig benötigte Leistungen erstmals im Laufe des Monats Juni in Höhe von insgesamt 900 € einkauft, stellt sich die Frage, ob sie diese in voller Höhe von ihrer Pflegekasse erstattet verlangen kann, wenn sie die dazugehörigen Belege und Quittungen Ende Juni einreicht.

Zu diesem Zeitpunkt ist ihr nach Ablauf von sechs Monaten aber nur ein Anspruch von insgesamt 750 € erwachsen. In dieser Höhe wird ihr daher ihre Pflegekasse die geltend gemachten Aufwendungen durchaus erstatten. Hinsichtlich der noch ausstehenden 150 € müsste sie sich noch ein wenig gedulden, da erst Ende August ein Gesamtbetrag von dann insgesamt sogar 1.000 € gestellt werden könnte.

Von großer Bedeutung ist für Versicherte in diesem Zusammenhang auch folgende Transformationsregelung:

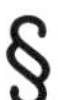

§ 45 b Absatz 1 Satz 5 Sozialgesetzbuch Elftes Buch

Die Leistung nach Absatz 1 Satz 1 kann innerhalb des jeweiligen Kalenderjahres in Anspruch genommen werden; wird die Leistung in einem Kalenderjahr nicht ausgeschöpft, kann der nicht verbrauchte Betrag in das folgende Kalenderhalbjahr übertragen werden.

Sollte Valeria im Laufe des Jahres 2020 keine weiteren Betreuungsleistungen mehr abgerufen haben, verblieben ihr gegen Ende des Jahres noch insgesamt 600 € vom Gesamtbudget in Höhe von 1.500 € (12 x 125 €), das ihr bis Ende Dezember 2020 als fällig zur Verfügung stünde.

Des Differenzbetrages von noch nicht verbrauchten, aber bereits fällig abrufbaren 600 € geht sie nun mit dem Jahreswechsel 2020/21 jedoch keineswegs verlustig. Vielmehr kann sie diesen für den noch möglichen Verbrauch im nachfolgenden Kalenderjahr 2021 noch bis Mitte dieses Jahres, d. h. bis Ende Juni 2021 verwenden. Bis dahin stünde ihr somit ein Gesamtbudget von insgesamt 1.350 € zur Verfügung (aus der Zeit von Januar bis Juni 2021 kämen weitere 750 € hinzu).

9.1.3 Umwidmung der Pflegesachleistung in niedrigschwellige Betreuungs- und Entlastungsangebote

Die nach Landesrecht anerkannten Angebote zur Unterstützung im Alltag können seit *Inkrafttreten der Ersten Stufe des Pflegestärkungsgesetzes Anfang 2015* unter bestimmten Voraussetzungen zumindest teilweise zu Lasten der Pflegesachleistungspauschale in Anspruch genommen werden:

§

§ 45 a Absatz 4 Satz 1 Sozialgesetzbuch Elftes Buch

Pflegebedürftige in häuslicher Pflege mit mindestens Pflegegrad 2 können eine Kostenerstattung zum Ersatz von Aufwendungen für Leistungen der nach Landesrecht anerkannten Angebote zur Unterstützung im Alltag unter Anrechnung auf ihren Anspruch auf ambulante Pflegesachleistungen nach § 36 erhalten, soweit für den entsprechenden Leistungsbetrag nach § 36 in dem jeweiligen Kalendermonat keine ambulanten Pflegesachleistungen bezogen wurden.

Allerdings erfährt diese Möglichkeit eine Begrenzung dadurch, dass lediglich eine Umwandlung der nach Pflegegraden gestaffelten Pflegesachleistungspauschale in Höhe von *maximal 40 %* gestattet ist (vgl. a. *§ 45 a Abs. 4 Satz 2 SGB XI*).

So wird sichergestellt, dass die hierfür eigentlich vorgesehenen Leistungen, vor allem im Hinblick auf die Erbringung von *körperbezogenen Pflegemaßnahmen*, nicht zu sehr zurückgedrängt werden. Die hierfür vorgesehenen Vergütungen sind eben zwingend *vorrangig als Pflegesachleistung* abzurechnen (vgl. a. *§ 45 a Abs. 4 Satz 4 SGB XI*).

Bei Wahl der *Kombinationspflege* wird die Erstattung für Aufwendungen im Alltag als Inanspruchnahme von Pflegesachleistungen gewertet. Daneben verbleibt den Versicherten dann noch ein anteiliges Pflegegeld (vgl. a. *§ 45* Abs. 4 *Satz 5 SGB XI*).

Diese Möglichkeit ist Valeria in Fall 16 nicht eröffnet, da sie ja keine Pflegesachleistung oder Kombinationsleistung in Anspruch genommen hat. Eine Umwidmung im Hinblick auf die Leistungen, die Valeria aus der Tagespflege oder Kurzzeitpflege erwachsen, ist dagegen nicht vorgesehen.

9.1.4 Verhältnis zu Sozialhilfeleistungen

Fraglich bleibt, ob Versicherte, die nicht umhinkommen, ergänzend Leistungen der Sozialhilfe für die oft nicht ausreichenden Leistungen der sozialen Pflegeversicherung nachzufragen, sich dabei den Betreuungs- und Entlastungsbetrag anrechnen lassen müssen. Auf den ersten Blick scheint dies der Fall zu sein:

Denn grundsätzlich sind die Leistungen der Pflegeversicherung als vorrangig im Verhältnis zu den Fürsorgeleistungen zur Pflege anzusehen, die nach sozialhilferechtlichen Bestimmungen gewährt werden (vgl. a. *§ 13 Abs. 3 Satz 1 Ziff. 1 SGB XI*).

Dies gilt jedoch nur insoweit, als im Recht der sozialen Pflegeversicherung selbst nichts anderes bestimmt wäre. Aber genau dies kommt eben hier zum Ausdruck:

§ 45 b Absatz 3 Satz 1 und 2 Sozialgesetzbuch Elftes Buch §

Der Entlastungsbetrag findet bei den Fürsorgeleistungen zur Pflege nach § 13 Absatz 3 Satz 1 keine Berücksichtigung. § 63 b Absatz 1 des Zwölften Buches findet auf den Entlastungsbetrag keine Anwendung.

Die hier genannte sozialhilferechtliche Norm des *§ 63 b Absatz 1 SGB XII* schließt grundsätzlich zwar die Gewährung von *Hilfe zur Pflege* aus, sofern anderweitig gleichartige Leistungen nach den Vorschriften des Rechts der sozialen Pflegeversicherung, d. h. des SGB XI, erbracht werden. Da diese Bestimmung aber hier ausdrücklich keine Geltung beansprucht, wird der Betreuungs- und Entlastungsbetrag gewährt, ohne dass damit für diesen Personenkreis grundsätzlich die Gewährung der Hilfe zur Pflege in Frage gestellt werden dürfte.

Auch hier soll er seiner Funktion gerecht werden können, nämlich zur Entlastung pflegender Angehöriger beizutragen.

9.2 Einrichtungseinheitlicher Eigenanteil bei stationärer Pflege

Im Rahmen der Einführung eines so genannten *einrichtungseinheitlichen Eigenanteils* mit Inkrafttreten der Zweiten Stufe des Pflegestärkungsgesetzes

Anfang 2017 ist die Finanzierung der vollstationären Pflege auf eine völlig neue Grundlage gestellt worden.

Dabei gilt nun im Einzelnen:

- Eigenanteile, die die Bewohner und Bewohnerinnen zu tragen haben, sind ab Pflegegrad 2 innerhalb einer Einrichtung gleichermaßen hoch.
- Dabei bleiben jedoch die Beträge für Unterkunft und Verpflegung sowie Investitionskosten bei der Ermittlung der einheitlichen Eigenanteile außer Betracht.
- Eine durchschnittlich höhere Pflegegradverteilung führt dabei tendenziell zumeist zu niedrigeren Eigenanteilen, ein niedrigeres Pflegegradaufkommen in einer Pflegeeinrichtung eher zu höheren Eigenanteilen.

9.2.1 Bestandsschutzregelungen zum Eigenanteil

Fall 17

Der noch halbwegs rüstige Versicherte Vladimir wohnt seit Anfang 2015 in einer stationären Pflegeeinrichtung. Er war seinerzeit Inhaber der Pflegestufe I und musste damals bis Ende 2016 einen rein pflegebedingten Eigenanteil in Höhe von 450 € tragen. Da er keinerlei kognitive Einschränkungen aufwies, wurde er mit Beginn des Jahres 2017 in den Pflegegrad 2 übergeleitet. Die Freude darüber aber währte nicht lange, als ihm mitgeteilt wurde, dass er von nun an, wie alle anderen Bewohner und Bewohnerinnen in der Einrichtung auch, den hier festgelegten Eigenanteil in Höhe von unisono 570 € zu tragen hätte.

Vladimir, der sich viel darauf zugutegehalten hatte, angesichts seiner robusten Gesundheit nie ernsthaft Anlass für eine Höherstufung gegeben zu haben, ist empört. Gleich anderen betroffenen Personen der Einrichtung suchte er bereits damals das Gespräch mit der Einrichtungsleitung. Es bestehe doch Einigkeit darüber, so machte er geltend, dass niemand durch die Einführung des »neuen Systems« schlechter gestellt werden dürfte als vormals.

Diese Fallkonstellation wirft gleichzeitig auch ein Schlaglicht auf ein Problem, das zumindest vor der Einführung des neuen Pflegebedürftigkeitsbegriffes immer wieder Anlass zu Streitigkeiten zwischen Verbraucher – und Unternehmerinteressen gegeben hatte:

Unter Geltung des ehemaligen Pflegestufensystems musste nämlich befürchtet werden, dass im Falle erfolgter *Höherstufung* eine höhere Eigenbelastung der Bewohner bzw. Bewohnerinnen unvermeidlich die Folge war. Denn die Einrichtung besaß und besitzt nach wie vor ein berechtigtes Interesse daran, ihre Leistungen einzelfallgerecht vergütet zu bekommen. Deshalb wurden ihr gegenüber Bewohnern und Bewohnerinnen, deren gesundheitlicher Allgemeinzustand sich nachweislich verschlechterte, bestimmte Kompetenzen eingeräumt, die im Vergütungsrecht seither eine wichtige Rolle spielen:

§ 87 a Absatz 2 Sozialgesetzbuch Elftes Buch

§

Bestehen Anhaltspunkte dafür, dass der pflegebedürftige Heimbewohner aufgrund der Entwicklung seines Zustandes einem höheren Pflegegrad zuzuordnen ist, so ist er auf schriftliche Aufforderung des Heimträgers verpflichtet, bei seiner Pflegekasse die Zuordnung zu einem höheren Pflegegrad zu beantragen. Die Aufforderung ist zu begründen und auch der Pflegekasse sowie bei Sozialhilfeempfängern dem zuständigen Träger der Sozialhilfe zuzuleiten.

Weigert sich der Heimbewohner, den Antrag zu stellen, kann der Heimträger ihm oder seinem Kostenträger ab dem ersten Tag des zweiten Monats nach der Aufforderung vorläufig den Pflegesatz nach dem nächst höheren Pflegegrad berechnen.

Allerdings können sich Betroffene, die seinerzeit noch mit dem aus der Zeit der – damals noch existenten – Pflegestufen stammenden Eigenanteil belastet worden waren, auf eine *Bestandsschutzregelung* berufen, die eine Schlechterstellung verhindert:

§ 141 Absatz 3 Satz 1 Sozialgesetzbuch Elftes Buch

§

Ist bei Pflegebedürftigen der Pflegegrade 2 bis 5 in der vollstationären Pflege der einrichtungseinheitliche Eigenanteil [...] im ersten Monat nach der Einführung des neuen Pflegebedürftigkeitsbegriffs höher als der jeweilige Eigenanteil im Vormonat, so ist zum Leistungsbetrag nach § 43 von Amts wegen ein monatlicher Zuschlag in Höhe der Differenz von der Pflegekasse an die Einrichtung zu zahlen.

Vladimir in Fall 17 muss daher nach dem Paradigmenwechsel, der seine Überleitung in den Pflegegrad 2 seit Anfang 2017 einleitete, zunächst einmal nur den gewohnten Eigenanteil in Höhe von 450 € begleichen. Den Differenzbetrag bis zur Höhe des einrichtungseinheitlichen Eigenanteils von weiteren 120 € erhält die Einrichtung unmittelbar von Vladimirs Pflegekasse als Zuschlag – zusätzlich zu der ohnehin für Vladimir geschuldeten Pauschale von 770 € (bei Pflegegrad 2!) – überwiesen.

Sollte die Einrichtung allerdings den Pflegesatz später, etwa ab 1. Januar 2019, um 30 € erhöhen und damit einen neuen einrichtungseinheitlichen Eigenanteil von 600 € ausweisen, behielte Vladimir den ihm zuvor gewährten Bestandsschutz in Höhe von 120 € bei, müsste aber den Erhöhungsbetrag, mithin dann insgesamt 480 €, selbst tragen (vgl. a. *§ 140 Abs. 3 Satz 4 SGB XI*).

Bei einer etwaigen Verschlechterung seines Gesundheitszustandes, der mit einer Einstufung in einen höheren Pflegegrad einherginge, müsste er dagegen mit keiner höheren Belastung rechnen: schließlich handelt es sich ja um einen pflegegradunabhängigen Eigenanteil zulasten aller in der Einrichtung lebenden Verbraucher und Verbraucherinnen.

In diesem Zusammenhang könnte sich Vladimir allerdings der Höherstufung als solcher auch unter Geltung der neuen Pflegegrade nicht entziehen. Denn nur auf diesem Wege kann die Einrichtung selbst sicherstellen, dass sie aufgrund des nun höheren Pflegeaufwands auch die damit einhergehenden Personalkosten erstattet bekommt. Insofern hat die Norm des *§ 87a Abs. 2 SGB XI* nach wie vor ihre Berechtigung, auch wenn ein höherer Pflegegrad für die versicherte Person selbst keine höhere Eigenbelastung mehr im Rahmen der pflegebedingten Aufwendungen zur Folge hat.

9.2.2 Besonderheiten bei Einrichtungswechsel

Fall 18

Die auch noch im hohen Alter quirlige Vivienne – auch sie ist seinerzeit in den Pflegegrad 2 übergeleitet worden – will sich noch bis zuletzt offenhalten, in welcher Einrichtung sie ihren Lebensabend verbringen wird. In der stationären Pflegeeinrichtung, in der sie bereits vor Einführung des neuen Pflegebedürftigkeitsbegriffs lebte, gilt seit Anfang 2017 unverändert ein einrichtungseinheitlicher Eigenanteil in Höhe von 540 €. Bis Ende 2016 musste Vivienne dagegen nur einen Eigenanteil in Höhe von 340 € übernehmen.

Auch sie profitiert bislang von den geltenden Bestandsschutzregelungen. Der Träger der Einrichtung erhält infolgedessen einen Zuschlag in Höhe von 200 € neben der ohnehin geschuldeten Pauschale bei stationärer Pflege von weiteren 770 €.

Anfang 2018 hat sie erfahren, dass es eine ältere, schon vor gut zwanzig Jahren zugelassene, preiswerte Einrichtung im ländlichen Bereich gibt, die – ebenso wie ihre Gegenwärtige – ihre Pflegesätze bislang noch nicht angepasst hat und ihren Bewohnern unverändert einen einrichtungseinheitlichen Eigenanteil in Höhe von 520 € abverlangt. Eine dort lebende Bekannte hatte als Inhaberin der ehemaligen Pflegestufe 1 damals einen Eigenanteil von 360 € bis Ende 2016 zu tragen.

Vivienne wäre willens, noch in 2018 in diese Pflegeeinrichtung zu wechseln. Sie zögert jedoch, weil sie wissen möchte, was dann aus dem ihr bislang gewährten Bestandsschutz würde.

Auch der in der Lebenswirklichkeit nicht selten anzutreffende *Wechsel* in eine andere Pflegeeinrichtung hat in den Bestandsschutzregelungen Berücksichtigung erfahren. Diese greifen konsequenterweise das *Wunsch- und Wahlrecht* der Versicherten auf und geben daher grundsätzlich folgende Garantie:

§

§ 141 Absatz 3 b Satz 1 Sozialgesetzbuch Elftes Buch

Wechseln Pflegebedürftige im Sinne der Absätze 3 und 3 a zwischen dem 1. Januar 2017 und dem 31. Dezember 2021 die vollstationäre Pflegeeinrichtung, so ermittelt sich der von der Pflegekasse an die neue Pflegeeinrichtung nach Absatz 3 Satz 1 zu zahlende monatliche Zuschlag aus der Differenz zwischen dem einrichtungseinheitlichen Eigenanteil [...], den die Pflegebedürftigen im Monat Januar 2017 in der neuen Einrichtung zu tragen oder zu tragen gehabt hätten, und dem individuellen Eigenanteil, den die Pflegebedürftigen im Monat Dezember 2016 in der neuen Einrichtung zu tragen gehabt hätten.

Hätte Vivienne daher wie ihre Bekannte bereits vor der Umstellung auf Pflegegrade, d. h. bereits vor 2017, in dieser anderen Einrichtung gelebt, so wäre auch sie ebendort als Versicherte der Pflegestufe I mit einem Eigenanteil in Höhe von 360 € belastet worden.

Und ebenso wie diese hätte sie nach erfolgter Überleitung in den Pflegegrad 2 einen Bestandsschutz in Höhe von 160 € vermittelt bekommen. Das bedeutet, dass sich Vivienne auch bei einem Wechsel in diese Einrichtung – sofern er noch bis zum Ende des Jahres 2021 erfolgen sollte – weiterhin auf Bestandsschutz berufen kann. Dies allerdings dann nicht mehr in Höhe von vormals 200 €, sondern nunmehr nach Umzug in die neue Einrichtung, lediglich noch in Höhe von 160 €.

Der volle Bestandsschutz in Höhe des bislang zuerkannten Zuschlags von 200 € bliebe Vivienne dagegen erhalten, wenn die Einrichtung, in die sie innerhalb des oben angeführten Zeitraums ziehen möchte, zu einer erst neueren Datums zugelassenen stationären Pflegeeinrichtung zählte. Darunter sind jene Leistungsträger zu zählen, die erstmals ab 2017 Vergütungsvereinbarungen mit den Kostenträgern getroffen haben (vgl. a. *§ 140 Abs. 3 b Satz 2 SGB XI*).

10 Exkurs: Wichtigste Auswirkungen des Pflegepersonalstärkungsgesetzes auf Regelungen des SGB XI

Die insoweit ergänzten bzw. geänderten Vorschriften sollen maßgeblich dazu beitragen, dem sich seit Jahren abzeichnenden Pflegenotstand wirksam zu begegnen. Hierzu wurden Anreize für Pflegeeinrichtungen geschaffen, sich eigeninitiativ erfolgreich um entsprechend qualifiziertes Personal zu bemühen:

§

§ 8 Absatz 6 Satz 1 und 2 Sozialgesetzbuch Elftes Buch

Abweichend von § 84 Absatz 4 Satz 1 erhalten vollstationäre Einrichtungen auf Antrag einen Vergütungszuschlag zur Unterstützung der Leistungserbringung insbesondere im Bereich der medizinischen Behandlungspflege. Voraussetzung [...] ist, dass die Pflegeeinrichtung über neu eingestelltes Personal oder über Stellenaufstockung erweitertes Pflegepersonal verfügt, das über das Personal hinausgeht, dass die Pflegeeinrichtung nach der Pflegesatzvereinbarung [...] vorzuhalten hat.

Mit diesem Sofortpaket »Pflege« wollte man in einem ersten Schritt 13.000 neue Stellen im Kernbereich der Altenpflege ermöglichen, die gezielt als Fachkräfte in zugelassenen stationären Pflegeeinrichtungen zum Einsatz kommen sollten. In dieser Hinsicht sollen je nach Anzahl der Bewohner und Bewohnerinnen Betreiber von Pflegeeinrichtungen motiviert werden, neue Stellen für Pflegekräfte mit bestimmten Stellenschlüsseln auszuweisen. Dementsprechend werden bei nachgewiesener Einstellung unterschiedlich hohe Zuschläge gewährt (vgl. a. *§ 8 Abs. 6 Satz 6 Ziff. 1 bis 4 SGB XI*).

Allerdings reicht es für die Zuerkennung eines derartigen *Vergütungszuschlages* aus, dass der Einrichtungsträger belegen muss, dass er sich überhaupt, wenn auch erfolglos, um die Einstellung derartiger geeigneter Pflegekräfte bemüht hat. Dies gilt selbst dann noch, wenn er deshalb am Ende lediglich Pflegehilfskräfte eingestellt hat (vgl. a. *§ 8 Abs. 6 Satz 4 SGB XI*).

Daneben werden noch relevant die:

- Schaffung verbesserter Arbeitsbedingungen durch Bereitstellung von Mitteln aus einem Ausgleichsfonds für die Jahre 2019 bis 2024 (vgl. a. *§ 8 Abs. 7 SGB XI*).
- Förderung der *digitalen* Anwendung für die stationäre und ambulante Pflege zur Erleichterung der Durchführung eines internen Qualitätsmanagements und zur Entlastung der Pflegekräfte (vgl. a. *§ 8 Abs. 8 SGB XI*).

10.1 Neues Bewertungssystem zur Qualitätsmessung

Seit Oktober 2019 hat sich ein neues Bewertungssystem durchgesetzt, dessen sich der MDK in Kooperation mit dem Prüfdienst des Verbandes der privaten Krankenversicherung bedient, um die Qualität der Pflege in stationären Pflegeeinrichtungen sowie bei ambulanten Pflegediensten zutreffend zu ermitteln.

Hierbei liegt der Bewertungsschwerpunkt nicht mehr länger auf der Dokumentation der erbrachten Leistungen, sondern er beruht maßgeblich auf der Befragung der Menschen selbst, die in einer Pflegeeinrichtung leben.

Man erhofft sich hiervon Aufschluss darüber, ob deren individuellen Bedürfnissen auch in der Lebenswirklichkeit des pflegerischen und privaten Alltags vor Ort tatsächlich entsprochen wird.

Relevant werden dabei die

- Erhebung und Übermittlung von so genannten *indikatorengestützten Daten* zur vergleichenden Messung und Darstellung der Ergebnisqualität in vollstationären Einrichtungen (vgl. a. *§ 114 b Abs. 1 Satz 1 SGB XI*).
- Dazu ist eigens eine sogenannte *Datenerhebungsstelle* geschaffen worden, die nicht nur klärt, ob die Einrichtung überhaupt ihrer Verpflichtung zur Datenübermittlung nachgekommen ist, sondern ob die übermittelten Daten als solche auch plausibel sind (vgl. a. § 114 a Abs. 1 Satz 3 SGB XI).
- Ab 2021 sind diese *indikatorenbezogenen Daten* zweimal im Jahr zu einem bestimmten Stichtag an die Datenauswertungsstelle zu übermitteln (vgl. a. *§ 114 b Abs. 1 Satz 1 SGB XI*).

In diesem Zusammenhang kommt den Richtlinien zur Verlängerung des Prüfrhythmus in vollstationären Einrichtungen bei zuerkannter guter Pflegequalität und zur Veranlassung von unangemeldeten Prüfungen besondere Bedeutung zu (vgl. a. *§ 114 c SGB XI*).

Im Ergebnis wird auf diese Weise jene Einrichtung, die nach diesen Kriterien eine gute Qualität der Pflege vorweisen kann, mit verlängerten Prüfintervallen belohnt.

Literatur

Boetticher, Arne von (2020) Das neue Teilhaberecht, 2. Aufl., Baden-Baden, S. 185 ff.
Bundesministerium für Gesundheit und Soziale Sicherung (Hrsg.) (2005) Übersicht über das Sozialrecht, 2. Aufl., Nürnberg
Denzel, Sieglinde (2019) Praxisanleiter, 4. Aufl., Stuttgart, S. 185 ff.
Deutscher Caritasverband (Hrsg.) (2015) Das neue SGB XI, Freiburg i. Breisgau, S. 177 ff.
Heiber, Andreas (2012) Das Pflege – Neuausrichtungsgesetz, Hannover, S. 65 ff.
KKF Der Fachverlag für Sozialversicherung (Hrsg.) (2017) SGB V Handbuch Sozialgesetzbuch V, Krankenversicherung, 22. Aufl., Altötting
Klie, Thomas (2006) Rechtskunde, 8. Aufl., Hannover, S. 236 ff.
Richter, Ronald (2017) Die neue soziale Pflegeversicherung, 2. erw. Aufl., Baden-Baden, S. 37 ff., 136 ff. 146 ff., 169 ff.

Stichwortverzeichnis

S

T

U

V

W

Z